更年期，怎么办？

The New Menopause

Navigating Your Path Through Hormonal Change with Purpose, Power, and Facts

[美] 玛丽·克莱尔·哈弗（Mary Claire Haver） 著
田盈春 译

中信出版集团｜北京

图书在版编目（CIP）数据

更年期，怎么办？/（美）玛丽·克莱尔·哈弗著；田盈春译. --北京：中信出版社，2025.6. --ISBN 978-7-5217-7540-2

Ⅰ.R711.75-49

中国国家版本馆CIP数据核字第2025FX8640号

The New Menopause: Navigating Your Path Through Hormonal Change with Purpose, Power, and Facts by Mary Claire Haver
Copyright © 2024 Mary Claire Haver
All rights reserved including the right of reproduction in whole or in part in any form.
This edition published by arrangement with Rodale Books, an imprint of Random House, a division of Penguin Random House LLC
Simplified Chinese translation copyright © 2025 by CITIC Press Corporation
本书仅限中国大陆地区发行销售

更年期，怎么办？
著者：[美]玛丽·克莱尔·哈弗
译者：田盈春
出版发行：中信出版集团股份有限公司
（北京市朝阳区东三环北路27号嘉铭中心 邮编 100020）
承印者：河北鹏润印刷有限公司

开本：880mm×1230mm 1/32　印张：11.5　字数：188千字
版次：2025年6月第1版　印次：2025年6月第1次印刷
京权图字：01-2025-1053　书号：ISBN 978-7-5217-7540-2
定价：69.00元

版权所有·侵权必究
如有印刷、装订问题，本公司负责调换。
服务热线：400-600-8099
投稿邮箱：author@citicpub.com

用目标、力量和真相，
应对你的激素变化

致我的孩子凯瑟琳·哈弗和玛德琳·哈弗，
希望你们在绝经过渡期后迎来生命中充满活力、
富有成效、健康且最美好的 1/3 时光。

致我的患者和学生，
是你们每天都激励着我尽自己所能
成为最好的更年期医生和教育者。

目录

前言　　　　　　　　　　　　　　　　　　　　　Ⅲ

第一部分
关于更年期的医学故事　　　　　　　　　　　001

第1章　这一切不都是你的想象　　　　　　　003
第2章　更年期治疗的复杂历史　　　　　　　020
第3章　突然的转机　　　　　　　　　　　　031
第4章　一起来改变更年期研究　　　　　　　046

第二部分
医生没有透露的关于更年期的一切　　　　　057

第5章　什么是围绝经期、绝经期和绝经后期?　059
第6章　更年期的身体发生了什么变化?　　　　079
第7章　揭秘不为人知的激素疗法　　　　　　107
第8章　就诊前应做好哪些准备?　　　　　　　144

第三部分
更年期症状与解决办法 167

第 9 章　保持更年期健康的日常习惯　169
第 10 章　实用而可靠的更年期工具包　183

附录 A　关于使用激素替代疗法的更新声明
　　　　和统计数据　319
附录 B　更年期相关症状评分表（格林量表）322
附录 C　更年期症状日记　324
致谢　326
部分参考文献　330

前　言

亲爱的读者：

　　作为一名执业妇产科医师，我曾在医院病房、诊所、分娩中心和手术室里度过无数个日夜。在这些地方，我听过分娩的母亲痛苦的哭喊，新生儿的啼哭，还有复杂而迷人的女性生殖系统所产生的各种棘手症状。经过多年的学习和住院医师阶段的煎熬，加上20多年的临床行医经验，我凭借着对女性生殖系统的理解，为女性的健康提供支持和改善。我很骄傲能够全身心地投入这一专业，而且拥有积极倾听患者意见的能力。

　　然而，在我混迹于社交媒体后才发现，多年来始终有一个庞大的女性群体努力发声，却从未被人听到。她们迫切地需要帮助。她们就是围绝经期或绝经后的女性，饱受各种痛苦的身体症状，但孤立无援。她们常常无法从配偶或朋友那里得到支持。最糟糕的是，医生和其他医护人员不会承认她们的症状是真实存在的。这些女性似乎都因自己的沮丧和绝望而感到无助。

我承认，曾经有一段时间我也对她们的声音听而不闻。但当我自己经历了更年期之后，我就明白了。我不仅能够用同理心，还可以通过自己的经历来理解她们——被汗水浸透的不眠之夜、莫名其妙的增重、让人心烦意乱的脑雾、严重的脱发和皮肤干燥等症状严重扰乱了我的生活。

我的很多围绝经期的症状很可能因为我在 40 岁上下时服用避孕药来避孕和控制多囊卵巢综合征而被掩盖了。然而，在我 48 岁时，我的医生与我共同决定停止服用避孕药并"看看我的激素水平"，因为绝经即将到来。大约在同一时期，我深爱的哥哥鲍勃得了绝症，我忙着在他生命的最后时刻照顾他，却忘记了自己。鲍勃的去世让我悲痛欲绝，因而我把自己身体上和情感上出现的许多症状（尤其是腹部脂肪堆积和睡眠不足）归因于悲伤过度。

我想振作起来。但夜复一夜不连续的睡眠改变了我的想法。我试过服用褪黑素、冥想和保持良好的睡眠卫生习惯，都没有效果。睡眠不足让我白天感觉昏昏沉沉、疲惫不堪，也就更难有能量去做运动，同时更倾向于选择不太健康的食物。这些又导致了睡眠不足和不健康习惯的恶性循环。最终，我决定采用激素疗法，尽管我现在知道有很多常见（但受到误导）的原因，但我觉得这样做就像是认输了。

我很幸运，我有自我诊断和自我治疗的能力。同样幸运的是，我有机会获得研究和医学见解，并基于此制定全面的自我护理方法，包括营养调理、锻炼和减压技巧等。幸好，这一套综合方法奏效了，我感觉好多了。我终于找到原来的自己了，全身感到从未有过的轻松。

此后不久，我决定将这种方法通过加尔维斯顿饮食计划分享出来。首先，我在自己位于美国得克萨斯州加尔维斯顿的诊所中提供这个计划，之后又在一本同名的书中分享了这个计划。我开始越来越多地在社交媒体上谈论更年期，我的频道关注者数量目前已经超过了350万。

"反响热烈"已经不足以形容我收到的反馈。这个计划明确地谈到并满足了许多人通过生活方式和营养调整改善围绝经期和绝经后症状的可行性需求。我很自豪这个计划已经帮助并将继续帮助无数人。

但总有更多的女性需要这样的帮助。事实上，处于这一阶段的人口数量十分庞大，已经数以亿计了——到2030年，全世界处于围绝经期和已绝经女性人口预计将增加到12亿，每年新增4 700万。如果我们能够团结起来，要求不断提高处于这个阶段的女性的护理标准，你能想象如此庞大人口的力量吗？我个人对此的观点是：更年期不可避免，但痛苦可以。

即使我们正处于变革之中，这仍是一艘需要纠正航向的大船，需要很长时间才能让每个人都上船并朝着正确的方向前进。然而，只要读完这本书，你就已经踏上了跳板；你将得到帮助提高生活质量和延长寿命的信息，以及行之有效的方法。

所以，请允许我说：我能听到你的呐喊，我能看见你的痛苦。这本书可以帮助你和你身边的任何人（伴侣、家人、同事、医务人员）来更好地了解绝经过渡期和生殖期结束后的生活。我希望这将有助于教育女性并赋予她们照顾自己的能力，同时在其他人经历和应对这些变化时给予她们更深入的照顾。

或许，一本书无法取代面对面的医生问诊，但接下来的内容将使你重新了解自己正在或即将经历什么样的围绝经期（绝经的前兆）、绝经期和绝经后期，以及在人生的这些阶段如何拥有幸福、健康的生活。许多人会认为更年期是一个自然过程，我们应该顺其自然，让我们的身体做该做的事情。我的回答是，是的，这个过程是自然的，但这并不意味着它没有害处。

这么说是什么意思呢？

随着身体自然产生的雌激素水平下降（"过渡期"的标志），患上严重疾病（包括糖尿病、痴呆、阿尔茨海默病、骨质疏松症和心血管疾病等）的风险就会增加。你可以选择不改变生活方式或激素水平来避免患上这些严重疾病的风险，但我坚信你至少应该充分了解这些风险的范围，以及如何进行调节。简而言之，围绝经期和绝经标志着你的健康发生着重大变化，你应该对未来做出明智的选择。这本书将把这个决定权交到你的手里，而不是交给其他人。

玛丽·克莱尔·哈弗

在本书中，你将读到许多来自我的患者和社交媒体关注者的故事。它们并不是典型的有前因后果的故事。相反，它们的目的是展示更年期症状的多种表现方式，有些甚至出人意料。我讲述这些故事的目的，是让你在别人的故事中看到自己，并认可你和你的经历。

第一部分
关于更年期的医学故事

第 1 章
这一切不都是你的想象

"我们了解自己的身体，我们知道身体什么时候发生变化。"

"当我47岁时，一位妇科医生告诉我，围绝经期并不真实存在，并问我是否有固定的精神科医生。"

"我之前的医生告诉我，女性把更年期当作体重增长的借口，它根本就不存在。"

"有人对我说，这都是你的想象。"

"欢迎进入你的新常态。"

"被敷衍地对待，很让人抓狂。"

"我向我的妇产科医生咨询了有关围绝经期、情绪波动、性兴趣的信息。她对我大发雷霆，说我还太年轻，离绝经还早。"

"偏头痛是一种新出现的症状。虽然只发作过几次，但它让我感到很虚弱。我的医生建议我服用镇痛药并卧床休息。我更希望解决问题的根源，而不仅仅是缓解症状。"

"医生说，如果我没有潮热，就不是围绝经期。"

"我在咨询过一位妇产科医生、三位心脏病专家之后，才终于找到一位相信我的话，并且知道我的症状可能与激素变化有关的医生。"

"我做了全面的血常规检查和甲状腺功能检查。所有检查结果都正常，因此我主诉的症状还是没有得到进一步解决。"

"仍然很煎熬。"

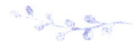

以上仅是我的社交媒体，以及一项关于女性绝经症状的研究中的一小部分。这项研究于 2023 年发表在《女性健康杂志》上，目的是了解患者从医护人员那里得到了什么样的支持（以及如何改善这种支持）。绝大多数的回答都表明，这方面的护理水平不合格，所提供的支持也很薄弱。许多患者感到自己无能为力，或者没有得到任何帮助，甚至没有获得可以让她们了解症状原因的信息。我在社交媒体上发布的针对妇科患者的非正式"调查"也揭示了许多相同的观点。这些女性会说，"我的医生告诉我他不相信有围绝经期"，"有人告诉我这是衰老的自然现象，克服它就行了"，诸如此类，并描述会得到"欢迎进入你的新常态"

这种反馈。可悲的是，这些经历并不是例外，而是普遍现象。这方面的问题太多了，我甚至不知道应该从哪里说起。但首要的事实是，这种拒绝提供护理和指导的态度会产生重大的医疗后果。如果处于围绝经期或已绝经的女性得不到充分护理，那就是生死攸关的问题。我没有夸大其词。

原因是这样的：你的症状（有好几十种，包括众所周知的潮热和不太为人所知的肩周炎等）是雌激素水平下降的直接结果。一项新兴的研究探索了更年期雌激素水平下降与慢性咳嗽、耳鸣和良性位置性眩晕等症状（这里仅举几例）之间的关系，结果大大出乎我的患者、同事和我本人的意料。许多女性将这些问题归咎于"衰老"，她们本应处于生命中一个强大而激动人心的时期，却不得不费力地去争取别人的信任、寻求帮助，渴望着重新焕发活力。

雌激素不仅仅是一种对生殖能力至关重要的激素，它的责任远不止于此。你体内几乎每个器官和系统都存在着雌激素受体，随着雌激素水平的下降，这些细胞逐渐失去协助维持身体其他部位健康的能力，包括心脏、认知功能、骨骼完整和血糖平衡等。

这样的例子不胜枚举，但仅仅在以上列举的这些方面，我们就可以看到女性十大死因中的常见疾病：心脏病、卒中、阿尔茨海默病和 2 型糖尿病等。虽然骨质疏松症不在此列，但它仍然是一个严重的问题，因为有 1/2 的女性会因骨质疏松症导致的骨质流失发生骨折,而仅髋部骨折就可能造成骨折发生后一年内的死亡率增加 15%~20%。这些表明,雌激素对健康具有广泛而深远的保护作用,围绝经期和绝经后期雌激素水平的下降是一件非常重大的事,应该认真对待。

在接下来的内容中,我会为你全面介绍,在这个重大的转折期可以采取哪些措施来把照顾自己放在优先地位。在讨论这些策略之前,我将先帮助你了解激素变化的多种表现方式、为什么会出现这些症状,以及由此产生的痛苦长期以来为什么得不到充分的缓解等。

雌激素补充与衰老

如果你适合接受激素疗法,使用它可能会延长你的寿命。《更年期》期刊上发表的一项研究报告称,50 岁开始使用雌激素的女性比不使用雌激素的女性可能平均寿命会增加两年,并且死亡的概率会降低 20%~50%。

更多的症状,更少的支持

你也许听过这个笑话:一个病人走进一家酒吧……好吧,

其实是这样的……一个病人先走进医生的诊室，然后走进酒吧，因为她又一次被告知自己几个月，甚至几年以来所经历的症状都是正常或自然的，这些症状源于衰老，一切都是情绪变化的表现，她必须忍受。或者，她得到一句最具侮辱性的话，"这一切都是你想象出来的"。（难怪女性饮酒率有所上升，尽管这是一个不健康的趋势。）

现实是，你也许不仅听说过，甚至还经历过这种事，而这并不好笑。这就提出了一个问题：为什么会这样？为什么你寻求医生的帮助，描述你的种种症状，离开时却感觉被忽视了，没有得到诊断，甚至看不到任何缓解的希望？

在医学上，我们会从获得护理机会的角度来看待这个问题。也就是说，如果存在理想的患者体验，也就是患者在离开诊所时感受到支持，有了掌控感，而且得到了治疗方案，那么人们无法获得这种体验的障碍是什么？下面让我们一起来看看。

缺乏认识

导致绝经过渡期或更年期患者缺乏治疗的最重要问题之一，是对其病理学了解的不足，也就是潜在的病症会表现出什么样的症状。激素水平的变化能够引发各种症状，而这些症状在每个患者身上都有独特的表现，这也使得识别、诊断和治疗变得困难。

了解可能出现的症状对医生和患者都很有帮助，因为这些症状远远超出潮热、盗汗、骨密度下降和泌尿生殖系统病症的范畴。以下是许多可能与围绝经期或更年期相关的症状（请参阅第10章的内容，了解管理这些症状的方法）。

胃酸反流/胃食管反流病	牙齿问题
痤疮	抑郁
酒精耐受性变化	注意力集中困难
焦虑	头晕
关节痛	眼睛干涩或发痒
关节炎	口干
哮喘	皮肤干燥
自身免疫病（新发或恶化）	湿疹
胃气胀	触电感
身体成分变化/腹部脂肪堆积	疲劳
体味变化	纤维肌痛
脑雾	肩周炎
乳房胀痛	绝经泌尿生殖综合征
脆甲症	头痛
灼口综合征	心悸
慢性疲劳综合征	高胆固醇/高甘油三酯
周身蚁走感	潮热
性欲减退	尿失禁

胰岛素抵抗	肌少症（肌萎缩）
肠易激综合征	睡眠呼吸暂停
烦躁易怒	睡眠障碍
耳朵发痒	脱发
皮肤瘙痒	皮肤变薄
肾结石	四肢针刺感
记忆力减退	耳鸣
月经不调	颞下颌关节紊乱综合征
心理健康障碍	（颞下颌疾病）
偏头痛	多毛症（面部胡须）
情绪变化	尿路感染
肌肉骨骼疼痛	阴道干燥
盗汗	眩晕
非酒精性脂肪性肝病	体重增加
骨质疏松症	皱纹增加
性交疼痛	

你能够从这个列表中看到，激素变化的影响有多么深远，而且一个患者如果没有被察觉出雌激素水平下降这一病因，她可能要跑遍几乎所有科室去寻求诊断。这也是为什么绝经综合征可能被误认为是其他疾病的症状，从而导致误诊，或者可能有多种不同原因导致类似的症状（比如甲状腺功能减退症和围绝经期）。

症状不统一

医疗保健专业人士喜欢均匀性,而绝经是一种不符合均匀性的现象,具有高度个性化的表现。尽管个体之间的内分泌变化相对来说是相似的,但症状体验很可能不同且多样。并非所有女性都要经历我在前面列出的所有症状,但大多数女性都会出现其中的一些症状。一个人在什么时间出现症状也可能有所不同。绝经综合征可能在围绝经期开始出现,持续几十年。你有可能在围绝经期受到多种症状的困扰,而在绝经后进入平稳期,或者经历完全相反的情况。

在医学界有这样一句话,如果一个东西走路像鸭子,说话也像鸭子,那它就是鸭子。那么,更年期是一种什么样的鸭子呢?这取决于你说的是哪一天,甚至取决于你说的是一天中的什么时间。而且,越来越多的证据表明,更年期的特征受到更多因素的影响。更年期在你身上的表现取决于遗传因素、生活方式因素(如饮食、运动、吸烟和生育史),以及体重或者身体质量指数、气候、社会经济地位,甚至会受到经历更年期时的文化信仰和态度等因素的影响。

缺乏规范化的诊断标准或筛查

绝经的医学定义指连续 12 个月没有月经来潮。但这意味着,直到一年时间已经过去,你才真正知道自己"到达"了更年期。而在此之前,当经期变得不规律(或者有时量更多、更频繁)时,你会陷入迷茫。你知道自己的身体正在发生一些变化,但无法确定这种变化要持续多久。这就是围绝经期,从定义上来说,它是不可预测的。我喜欢将其描述为"混乱的阶段"。关于它,目前医学界尚未有确切的定义或者具体的诊断标准,没有任何一种血液检测可以告诉医生你正处在这个过程的哪个阶段。各种各样不断变化的症状意味着围绝经期不存在具体而明确的诊断标准。

同样,也没有建立针对患者进行的常规筛查。医学上的健康筛查用于在症状出现之前检测是否存在常见的病症或疾病,以便采取预防策略和其他行动来改善可能出现的结果。通常,我们能够筛查高血压、某些类型的癌症,如宫颈癌、乳腺癌和前列腺癌、骨质疏松症、抑郁等。这些筛查通常是通过某种类型的工具或医疗技术进行的,但对于某些病症,例如抑郁,筛查是通过让患者填写问卷来完成的。

然而,围绝经期并没有标准的筛查流程,部分原因是我们对这种即将到来的过渡期没有治疗或预防的办法。绝经是无法避免的。然而,我们知道,从进入围绝经期到绝经后期,其间的许多症状或疾病都是由于雌激素和其他性激素水平下降造成的。适当的筛查不仅可以缓解症状,避免手足无措,还可以有针对性地进行预防,从而改善健康,延长寿命。

性别偏见和刻板印象

诚然，绝经只影响拥有女性生殖器官的人，但不幸的是它常常被居高临下地视为"女人的问题"，并且很少被医生或我们的文化认真对待。结果，这些切切实实改变了生活和健康的症状被认为本质上是情感和心理问题，或者被明确地认为是患者应该忍受或挺过去的情绪波动。遗憾的是，这并非一种新的趋势——事实上，这种偏见已经存在了上千年。

在希腊神话中，我们如今所知的可能正在经历绝经相关症状的女性被认为患有"子宫忧郁症"，或者称为一种源自子宫的特殊的疯癫。后来，古希腊医生希波克拉底创造了"癔症"一词，来指代一种同样源于子宫的定义不清的疾病，他认为这种疾病会在全身游走，并通过释放有毒烟雾而引起颤抖和焦虑等症状。我多么希望这些都是我编造出来的。（想要了解更多有关女性健康史的信息，请阅读埃莉诺·克莱格霍恩的精彩著作《生病的女人》。）

尽管希波克拉底行医已经是近 2 500 年前的事了，但他的理论似乎仍然渗透在医学领域从业者的思想中，并影响着他们如今的行医方式。传统观念认为，女性的医疗问题本质上只是情感或心理问题，这种观念的影响根深蒂固，并且带来了今天所谓的"疼痛性别差异"。这个术语形容了一个令人困惑的现实：虽然女性比男性经历更多的慢性疼痛和慢性疾病，但她们的痛苦更有可能被轻视，不被认真对待。如果你是一位有色人种的女性，那么你会被加倍忽视，更不太可能得到适当的治疗。

这种"差异"不仅是一个理论，它被证实已经存在。研究表明，在急诊室中，与男性相比，女性即使表现出相同程度的疼痛，平均要多等待 16 分钟才能获得镇痛药（如果你曾经经历过剧烈疼痛，就会知道这 16 分钟有多难熬）。与镇痛药相比，女性更有可能服用镇静剂或抗抑郁药。与男性患者相比，女性患者等待就诊的时间也更长，用于解决她们问题的时间也更少。

我不得不说，这些统计数据对我来说并不新奇。那是因为我亲眼看见了这种漠视，而且在我行医的早期，我也犯过同样的错误。

我在医学院就读期间，以及在 20 世纪 90 年代成为一名医生时，得知有一类患者被称为"WW"（whiny woman，牢骚不断的女人）。通常，这些患者会主诉这样一些症状：体重增加、脑雾、烦躁易怒、关节疼痛、性欲减退、睡眠质量差和疲劳等。"3 号检查室有 WW 患者，自求多福吧。"我的同事会这样对我说。（如今，这样的想法让我很惭愧）。我们当时正在实践现代医学，却像古代医生那样，把再正常不过的病症与情绪混为一谈。

当时，我和我的同事都知道，这些患者很可能正在经历绝经过渡期。但我们对于如何进行正确诊断、管理和治疗几乎没有得到过任何指导或教育。

此外，我们被告知，由于对生活环境和压力的不满，女性往往会不断抱怨，症状也将躯体化。"这一切都是她想象出来的"这一医学"准则"非常普遍，为人们所熟知。如果发现患者已经绝经（再确认一下，绝经以超过 12 个月没有月经为标志），我们可能会向她提供绝经激素疗法（MHT），然后把她打发走（这是2002 年女性健康倡议项目结果发布之前的做法）。如果患者已接近绝经，那么我们什么也不提供，要求她等到一年没有月经后，才能进行干预。

对绝经相关症状普遍缺乏认识和漏诊，无疑使女性遭受了不必要的痛苦。这个赤裸裸的现实直到我自己也被这些症状困扰时，才有了切身体会。我经历了剧烈的身体疼痛、汗流浃背、彻夜难眠、头发稀疏、体重增加和认知能力下降。这些症状极大地影响了我的生活质量，动摇了我对自己专业能力的信心，并让我意识到自己并没有进行良好的更年期护理。

当我清楚地意识到我的激素水平不稳定和下降是产生这一切感受的原因时，我想到了那些曾经和我有过相同经历的病人，她们向专业的医疗人员寻求帮助，却无法得到所需的支持。我为当时自己的做法感到内疚和羞愧。

好消息是，更年期患者的医疗保健正在改善，但除非我们承认并积极努力地打破性别偏见的重大障碍，否则这种改善将十分有限。事实上，不承认这种偏见只会使煤气灯效应长期存在，并进一步抹去那些走进医生诊室或医院希望得到帮助的人的经历，而她们常常在离开时感觉更糟，手里只有一本抗抑郁的宣传册。

医学院和住院医师培训不足

根据前面的内容，你或许会认为医生应对更年期患者护理不足和误诊负责，是的，他们/我们确实有一定的责任，特别是那些否认患者症状真实性或严重性的人。不过，仅仅把责任归咎于医生，就等于"只见树木不见森林"了。这里还存在着更大的问题，与医学生在学校学到的内容以及执业医师需要完成哪些教育才能持有行医执照有关。如果忽略教育的改善，我们永远也无法看到更年期管理的提升。

这就是为什么教育很重要：鸭子。你还记得鸭子，对吗？医生喜欢这样的诊断路径：患者提出一些症状的主诉，这些症状与诊断X、Y或Z一致。当检查结果排除了X和Y时，问题就一定是Z。这就是你的鸭子：Z。（我在这里没有轻视患者的经历；为了做示范，我只是把一个非常漫长、精细的过程进行简化。）

诊断有时就是这么简单，但并非总是如此，而且不存在主观武断。医生会回忆知识，利用多年的研究将症状与可能的原因联系起来，并遵循标准的医疗实践来进行确认，因为这就是医生被教导要做的事情。但事实证明，在更年期问题上没有多少医生接受过行医的教导。

医学院和住院医师培训项目所教授的内容范围很有限，仅讲述激素变化所引起的一些陈词滥调的症状。我在医学院学到了有关产科、普通妇科、小儿妇科、妇科肿瘤学和外科的最新知识，而且十分重要，但绝经被纳入"其他"的范围里，被分配的时间和关注度都少得可怜。例如，在住院医师实习期间，我所了解到的更年期的特点是潮热、体重增加、情绪波动、泌尿生殖系统症状和睡眠障碍。仅此而已！

在我亲身体验和做了几百个小时的自主研究（不需要董事会或行医执照资格的激励）后，我才明白内分泌衰老的表现要比那5种常见症状复杂得多。我是一名妇产科医生，我的专长是治疗有卵巢的患者。卵巢是两个椭圆形的小腺体，产生雌激素、孕酮和睾酮，而这些激素对月经周期、生育和怀孕至关重要。我所接受的教育并没有要求我对激素不可避免地减少分泌这种现象的本质有更多了解，也没有要求我去了解它与心血管疾病、神经退行性变性疾病、某些类型的癌症和生活质量下降之间的联系。我认为这是不对的。

我的妇产科培训始于26年前，但遗憾的是，如今的妇产科住院医师似乎不比我接受到的教育更好。约翰斯·霍普金斯大学的研究人员于2013年进行的一项调查发现，近80%的住院医师对讨论或治疗更年期相关症状感到"不太舒服"。他们还发现，只有20%的妇产科住院医师岗位提供更年期相关培训。

后来在《梅奥诊所学报》上发表的一项调查显示，从妇产科、家庭和内科住院医生那里收集到了类似的统计数据。参与本次调查的住院医师表示对更年期管理缺乏信心和能力，而且渴望接受额外的相关培训。近94%的受访者表示，接受更年期管理的培训很重要，或者说不可或缺。

看看这些统计数据，你会毫不惊奇地发现，大多数医生根本不知道如何在患者更年期期间正确地谈论、诊断或提供治疗。他们根本没有接受过这样的培训。尽管1/3的美国女性目前正处在更年期的某些阶段，并且如果寿命足够长，51%的人口会处于这一改变人生的阶段，但现状确实如此。

如果有医生或医学院管理人员正在阅读本书，请让我明确表达我的观点和立场：整个医学界必须以应有的尊重对待更年期，这意味着要优先投资课程，去教会崭露头角的医生如何对更年期加强认识和治疗。如今，执业医生需要积极主动地寻求关于中年医学的继续教育课程和认证的更年期协会（前身为北美更年期协会）等组织的培训。我们还需要那些了解更年期的医疗机构挺身而出，帮助需要并渴望指导的临床医生。我们的患者应该得到更好的护理，这将体现在对症状的识别和确认，以及对激素缺乏和随之而来的疾病的治疗等方面。

对衰老的定义不充分

女性之所以没有得到适当的更年期护理，其中一个微妙的原因与医疗机构如何定义衰老有关。他们总是考虑实际年龄（就是你的年纪），而不是考虑一个人的"内分泌年龄"：我们的卵巢衰老速度是身体其他器官和系统的两倍。

与自然衰老一样，内分泌衰老是不可避免的，但与大多数自然衰老不同，我们可以采取医疗干预措施来恢复激素水平，并帮助最大限度地减少激素下降的副作用。主要的干预措施称为激素替代疗法（HRT），也称为激素疗法（HT）或绝经激素疗法。我更喜欢使用"绝经激素疗法"这个词。它们都是同一种方法的不同名称，目标非常简单：替代或支持身体不再产生的天然激素，以确保由这些激素启动和促进的功能继续运转。你可以把它视为命令"心脏细胞、神经元、膀胱细胞和关节继续工作"。

我知道提到激素替代疗法可能会引起很多情绪，包括恐惧。这是可以理解的——激素替代疗法有着一些"不堪的过往"，而且它并不适合每个人。但我将在本书中讨论的内容可能是你在医生诊室中不会了解，却是你应该知道的：关于激素替代疗法的全面讨论。你应该了解那些让很多人远离激素替代疗法的研究的真相，最新科学研究表明，激素替代疗法在帮助预防随着雌激素水平的下降而开始悄然出现的慢性疾病方面是多么安全有效。并不是每个人都会选择激素替代疗法，但每个人都应获得有教育意义的对话。我们将在第 7 章对此进行讨论。

还有许多方法可以在绝经过渡期间和绝经后对你的身心提

供帮助和支持。我很高兴能和你分享，也很高兴你能够信任我。我会帮助你获得更好的体验，尽量延长身体机能良好的时间。我希望你能从我总结的和没有总结的最好的策略和方法中受益。我们可以通过意识、知识和行动，扫除通往高质量更年期护理的道路上的障碍。现在，就从这里开始！

第 2 章
更年期治疗的复杂历史

2022 年 10 月,当我 56 岁时,我正式进入更年期。在过去的一年,尽管我的体重正常,整体上很健康,遵循健康的抗炎饮食,并且每周锻炼几次,但我还是经历了严重的关节疼痛。我的初级保健医生为我做了各种检查,包括炎症和类风湿性关节炎检查(所有结果均正常)。我的胆固醇水平从来没有这么高过,她告诉我要在已经很健康的饮食上"继续努力"。我的一位骨科医生谈到我的关节疼痛,说我只是"运气不好"。两位医生都没有提到我的关节疼痛或高胆固醇可能与更年期或缺乏雌激素有关。

——贝弗莉·W.

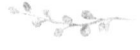

在生物学上,没有哪个系统能比女性生殖系统更精巧的了。

这个系统由一个可靠的团队组成：阴道、子宫颈、子宫、卵巢、输卵管，以及一些起辅助作用但同样重要的成员，它们推动月经周期的发生，辅助人类从胚胎到新生儿的发育，同时也是赋予我们性快感的解剖学部位。即使在从事妇产科专业 25 年后的今天，我仍然惊叹于它深奥的复杂性、蕴藏的自然智慧，以及表现出的惊人的力量和耐力。

以子宫为例：这是一个小小的、中空的、有多层肌肉的器官，在妊娠期间，其体积能够膨胀至原来的 500 倍。再看卵巢：两个杏仁大小的腺体，在我们出生时就容纳了 100 万~200 万个储存着我们所有独特基因的卵母细胞。

卵巢可以产生调节月经周期和维持生育能力的激素，是产生雌激素的核心器官。我们的身体健康很大程度上要归功于雌激素。它负责管理我们大部分生殖系统，对我们的乳房、皮肤、头发、心脏和血管、大脑等健康都十分重要。雌激素水平在我们一生中不断波动，每次月经来潮时都会上升和下降，在妊娠期间会飙升，而对于健康女性来说，青春期之后的雌激素水平在一生中只会发生两次自然的抑制或减少：产后和绝经期。

显然，这两种情况下雌激素水平下降的原因不同：前者是为了哺乳，后者则是我们医学上所说的卵巢衰竭的结果（我知道这听上去很刺耳，但它准确地描述了卵巢分泌激素的变化过程）。这两种现象会带来非常类似的代谢变化。没错儿，哺乳期的妈妈和更年期的人都会经历失眠、潮热、阴道干燥、焦虑和脑雾等。

我们知道,哺乳期这些变化,是为了优先照顾另一个生物。哺乳期的母亲必须经常醒来喂奶、散发热量给婴儿温暖,并保持警觉。

而当雌激素水平在生殖后期(更年期)下降时,所有这些症状都会再次出现,这又有什么意义呢?一些理论对这一现象进行了解释,但我对于人生的这个过渡阶段有自己的理解。我认为,我们应该将这些症状视为一种迹象,它表明有一个生命需要得到精心护理,那就是你自己。你需要被关注,你需要爱,你需要支持,你进入了一个前所未有的急需自我关怀的时期。

这里有一个问题,那就是在这个非常时期,我们对于需要什么样的支持和护理,还没有一个明确定义。如果你正处于这一阶段,医生推荐或规定的治疗方法(如果有的话)可能都是不一致的。在某种程度上,这是因为围绝经期、绝经期和绝经后期人群的需求没有得到优先考虑——不论是在整个社会,还是在医学领域。长期以来,女性研究在医学领域中的优先顺序和资金方面所获得的支持都很少。

治疗方案也不一致,因为我们对于如何最好地管理更年期症状以及减轻由此产生的健康风险方面的认识经历了剧烈波动,而且尚未建立可信的基本方法。不论答案存在与否,实际情况始终都是一样的,那就是雌激素。

我们需要停下来，回顾一下雌激素及其在更年期中的作用是如何确定的，以及这两方面的医学知识随着时间的推移是如何发展的。当即将步入更年期的人们出现症状，健康风险上升时，她们会问：我能做些什么呢？历史可以教会我们如何前行，帮助我们为她们创造一个更美好的未来。

神秘的历史

1821 年，法国医生夏尔·德加尔达讷发明了"绝经"[①]一词，这一概念由此进入了文字世界。它是由 *meno*（意为"月"，与月亮有关）与 *pause*（意为"停止某事"）相结合，整个单词的字面意思是月经周期的终结。

绝经这种现象早在定义出现之前，就引起过极大的困惑。古希腊和古罗马的医生认为，每个月通过月经失血可使人体清除毒素和有毒物质，当月经在更年期结束时，如果不能释放这些毒素，女人就会发疯。随着时间的推移，治疗这种"绝经疯癫"的方法逐渐变得荒唐，甚至不人道，包括用水蛭吸出毒素、将女性关进精神病院等各种手段。

---

① menopause，也译为更年期。——译者注

绝经后的长寿：令进化生物学家头疼的问题

鉴于当今女性的平均预期寿命为79岁，而绝经的平均年龄为51岁，因此当今女性在失去生育能力之后还可以再活约28年。我们是极少数具有如此长的繁殖后寿命的动物物种之一。这意味着我们中了生物界物种的头奖，但这也让进化生物学家感到十分困惑，他们提出了这样一个问题："更年期如何与'适者生存'的法则相契合呢？"

为了寻找答案，一些人提出了这样的理论：更年期是为了让女性能够活得远超过生育年龄，以便支持和照顾后代，从而提高遗传的成功率，这就是所谓的"祖母假说"。其他研究人员则认为，只是因为现代文明的生活方式，我们才得以在卵子供应耗尽之后活得更久。换句话说，更年期更像是一种现代生活的奢侈品，而不是以某种方式帮助人类进化的生物学优势。

我们可能永远也无法知道人类能够在更年期之后继续生活这么多年的原因，但我认为从这些理论中可以得到一些值得庆幸的东西。最重要的是，尽管绝经过渡期会带来一些麻烦，但我们有幸生活在一个可以在月经停止后继续生活几十年的时代（与从前相比，可以在更健康的状态下做更多的事情）。这段时间给了我们创造人生中最美好时光的机会。我们可以去寻找最好的方法将我们的经验、智慧和自信传递给比我们年轻的人，或是享受摆脱月经的自由，或者两者兼而有之。猜猜看，做决定的是谁呢？是你。因为不管是不是进化的结果，这都是你应得的。

长期以来，更年期的各种治疗方法天差地别，而且收效甚微，因为没有人了解体内发生怎样的变化（卵巢功能衰竭）推动女性生理周期循环的结束，并且绝大多数情况下伴随着各种症状。19世纪末–20世纪初，研究人员才开始将注意力集中在内分泌系统（特别是卵巢）和激素上，将其作为了解更年期起源的关键。也是在这个时候，第一种口服疗法出现了，这是一种用动物卵巢组织制成的制剂，用于绝经综合征的辅助治疗。其中一些治疗方法被证明有望改善潮热和当时所谓的"性功能障碍"（在现代医学中，我们将其称为性欲减退障碍，体现为性欲低下或性交疼痛，这两种症状在更年期都很常见）。

1923年，美国化学家埃德加·艾伦和爱德华·多伊西率先分离出卵巢产生的主要激素，后者因对维生素K化学性质的研究而获得诺贝尔奖。这种激素能够促进与女性生理周期相关的生殖系统活动，他们将其称为"主要卵巢激素"。几年后，它被赋予了我们熟知的名字"雌激素"（estrogen），这个词是 estrus 和 gen 两个词根的组合，意为"每月周期"的"形成"。

（跟上我的思路了吗？我只是想说，这些看似无聊的历史细节可能无足轻重，但这些发现为我们理解雌激素的存在如何影响月经和怀孕，以及它的相对缺乏是怎样导致更年期的奠定了基础。）

1933 年，人们开始生产"恩门宁"（Emmenin）品牌的雌激素，并开具处方。它首先从胎盘提取物中提取，后来又从孕妇的尿液中提取，用于治疗痛经或与月经相关的疼痛，以及更年期症状。最终，它由怀孕母马的尿液重新配制而成，并更名为"倍美力"（Premarin），由美国食品和药物管理局（FDA）于 1942 年首次批准上市。（值得注意的是，现在有几种不依赖动物生产的激素疗法药物，我将在第 7 章介绍现代版本的激素疗法。）倍美力进入激素疗法领域，标志着关于以激素为基础治疗绝经相关症状和疾病的观点和科学研究自此开启，这是一场持续几十年的拉锯战。

激素替代疗法的兴衰与崛起

当人们意识到需要有治疗更早期症状的方法时，制药商立即开始行动。1947 年，也就是倍美力首次获得美国食品和药物管理局批准后的第 5 年，市场上共有 23 家不同公司销售的 53 种配方。在接下来的几十年里，激素补充药物的销量持续攀升。

随着人们对激素疗法的兴趣日益浓厚，风靡全美的畅销书《永远的女性》出版了。这本书由美国纽约妇科医生罗伯特·威尔逊撰写，于 1968 年出版，提倡雌激素疗法可保持"女性气质"和预防疾病。虽然这本书具有很大的影响力，却充满了令人作呕的观点，你可以从副标题的末尾看出来："如今，几乎每个女人，无论年龄大小，都可以安全地享受一生的性生活。"明白我的意思了吗？真恶心。并不是说女性都不能或不应该拥有完整的性生活，但我认为，《永远的女性》这本书根本没有关注女性的欲望。威尔逊在书中所承诺的恢复女性气质被宣传为一种"找回你的妻子"的运动，这种营销中优先考虑的是男人的欲望和女人能否满足这种欲望。这实在令人不适。

无论如何，那是在20世纪60年代，性是受欢迎的话题。威尔逊的书无疑促进了雌激素疗法的推广。1975年，雌激素制剂成为美国第五大处方药物，在那一年里共开出3 000万张雌激素处方。

也是这一年的最后一个月里，其他研究人员在《新英格兰医学杂志》上发表了一项对有子宫的围绝经期和绝经后女性的研究结果，其中一部分人一直在服用无拮抗的雌激素（不含孕酮）。当将接受雌激素疗法与未服用雌激素的人进行比较时，他们发现前者患子宫内膜癌的风险增加。这促使许多女性停止接受雌激素疗法，并导致雌激素产品被标注了与癌症风险有关的新警告，如绝经激素疗法和避孕药等。

关于绝经激素疗法的一些有用的概念

我将在第7章中列出你需要的所有详细信息，来帮助你确定绝经激素疗法的需求，包括如何与你的医生（可能是一个不屑一顾或一无所知的医生）交谈。在这里，我想介绍几个定义：

妊马雌酮（CEE）：由 10 种不同类型的雌激素组成的配方，提取自怀孕母马的尿液。品牌名称：倍美力。

醋酸甲羟孕酮（MPA）：一种完全由实验室生产的合成孕酮（也称为孕激素）。品牌名称：安宫黄体酮。

其他类型的合成孕酮还包括地屈孕酮、炔诺酮和左炔诺孕酮等。

在医学领域，我们接受的培训是应衡量药物的潜在风险是否超过药物的预期疗效。在这种情况下，子宫内膜发生恶性肿瘤的风险很高，但好处仍然存在——减少潮热和阴道干燥，以及可能预防骨质流失和骨质疏松症。人们开始研究是否有办法降低患子宫内膜癌的风险，有证据表明，通过添加孕激素（孕酮的一种形式），可以抵消雌激素引起的子宫内膜变化。这种新的雌激素和孕激素联合疗法的处方数量不断增长，到 1992 年，"倍美安"（妊马雌酮和醋酸甲羟孕酮）成为美国最常用的处方药物之一。

在接下来的几年里，有关雌激素疗法具有潜在收益的研究开始发表，一些有影响力的组织也支持使用激素替代疗法。美国国立卫生研究院发表声明称，服用雌激素是预防更年期女性骨质流失的最佳方法，研究也表明雌激素具有保护心脏的作用。那么，激素替代疗法有可能延长女性的寿命吗？一些研究表明，是的，可能性很大。一项观察性的研究表明，使用雌激素疗法的女性与未使用雌激素疗法的女性相比，致命性心脏病的发生率降低了33%。美国内科医师学会建议，所有更年期女性，无论年龄或先前存在的危险因素，都应考虑激素替代疗法，因为它具有预防慢性疾病的潜力。到20世纪90年代中期，美国有38%的50~75岁女性在使用激素替代疗法。但很快，跷跷板再次向另一端发生倾斜了。

激素替代疗法经受考验

有许多正向的科学成果都支持激素替代疗法的普遍应用，但它尚未经过随机对照试验的测试，而随机对照试验是研究方法中的黄金标准。在随机对照试验中，参与者被随机分配到实验组或对照组。实验组的人接受正在测试的药物或治疗方案，而对照组的人则使用安慰剂——一种看似真实而实际无效的药物或治疗方案。研究中的每个人都认为他们服用的是真实的药物，并且所有参与者都受到相同的对待和观察。这种类型的研究被认为是最可靠的，因为它使研究人员能够获得尽可能客观的结果（本质上与主观观点相反）。

1998年，女性健康倡议项目发起了激素替代疗法试验，最终利用这一黄金测试标准来评估激素替代疗法及其对更年期女性患心血管疾病和癌症的影响。该研究包含了2.7万名参与者，计划持续 15 年，是"有史以来最大规模的女性健康预防研究"的一部分。

接下来发生的事情再次改变了激素替代疗法的使用，并改变了无数更年期女性的生活。这个结果极其关键，我需要单独用一章来讨论，所以请继续往下读！

第3章
突然的转机

我是一名临床药剂师,在女性健康倡议项目发布试验报告之前就开始了我的职业生涯。当时,医生拒绝为女性患者使用激素替代疗法,或者把正在使用中的药物停掉。那时的患者都在呼吁"别想夺走我的激素!"我当时无法理解她们为什么这么强烈地反对停止激素替代疗法。如今我明白了。我了解到,我在40多岁的围绝经期时出现的种种我无法解释的小毛病都与激素有关。我感受到远远超出预料的焦虑和烦躁。我连续数月出现潮热、盗汗和失眠,从不间断,这使我每天凌晨3~5点都会醒来,从而导致疲劳、白天烦躁不安、脑雾(我需要为我的患者的护理做出关键决定!)。我经历了关节疼痛、心悸、(穿着实验室外套时)汗水浸透衣服,并且始终感到燥热!我上一次去妇产科就诊时,已经做好了要求激素替代疗法的准备。当听到医生说"让我来帮助你"时,我松了口气。我需要更多剂量,但也的的确确看到了改善。谁都别想夺走我的激素替代疗法!

——凯蒂·G.

女性健康倡议项目的激素疗法试验于1998年首次启动,当时我正在路易斯安那州立大学医学中心就读医学院的最后一年。2002年研究停止,并发布了初步结果,那时我在得克萨斯大学医学分部的妇产科住院医师培训只剩下最后几个月了。我清楚地记得消息传出时的情景:我正在大查房,听到教授们低声却热烈地讨论着"乳腺癌风险""患者疯了一样打电话"。这些研究结果在发表之前,已经通过美国国家新闻媒体发布。患者都十分关注这些报告,发布后立刻打电话联系医生。几乎一夜之间,美国80%的激素替代疗法处方都停止了。从那时起,几乎没有新患者选择激素替代疗法来缓解更年期症状。当时,我并不知道这个难忘而重要的时刻会在多年后给我的职业生涯带来新的热情和目标。

女性健康倡议项目的研究设计

在女性健康倡议项目针对激素替代疗法的使用进行研究之

前，人们对此还是较为乐观的。众所周知，激素疗法可以缓解某些症状，例如潮热、盗汗，并且可以预防骨质疏松症和阴道萎缩，这些症状都是绝经泌尿生殖综合征的一部分。多项观察性研究表明，接受激素疗法的女性患冠状动脉粥样硬化性心脏病的风险较低，患痴呆和阿尔茨海默病等神经退行性变性疾病的风险也较低。许多人认为，这项研究提供了客观证据，证明激素疗法确实是绝经后骨骼、心脏和精神健康预防护理的标准做法。

我敢肯定，这项研究即将开展这一事实鼓舞了很多人。上年纪的女性终于受到关注了！还得到了研究经费和时间的投入！研究人员仅仅招募参与者就花了 5 年时间，后来又在这项更年期女性的研究中投入了更多的时间和资金。仅仅是站在起跑线上，就让人感觉像是获得了一次巨大的胜利。

为了确保读者了解项目的背景，让我们先来看一下项目起始的一些细节。研究中都有谁？为什么选择她们？了解如何设计这项研究的一些关键点，将有助于我们更好地理解研究结果。

研究目的：女性健康倡议项目的激素疗法试验旨在揭示采用激素替代疗法的更年期女性在预防心血管疾病和癌症等慢性疾病方面的风险和疗效。

受试对象：参与者被分为两组，第一组由 16 608 名有子宫的女性组成，第二组由 10 739 名没有子宫的女性（子宫切除术）组成。

干预措施：第一组服用雌激素和孕激素的组合（以保护子宫内膜免受癌症侵害）或者安慰剂。第二组仅服用雌激素（也称为无拮抗的雌激素）或者安慰剂。

持续时间：研究人员计划跟踪受试者 8.5 年。

结果：2002 年 7 月，对第一组人员的随访显示乳腺癌的风险略有增加。这一组还显示出结肠癌和骨质疏松相关骨折的发病率降低，但乳腺癌的风险被优先考虑，研究中涉及雌激素和孕激素的部分提前结束。

仅仅几年后，对第二组（成员仅服用雌激素或安慰剂）的研究也因卒中风险略有增加而提前结束。值得注意的是，该组参与者患乳腺癌或心脏病的风险并未增加，而且骨折和结肠癌的发生率也较低。

实验结果在世界各地的传播

从表面上看，这似乎是一个情节简单却有着意想不到的戏剧性结局的故事，但更深入的观察表明，它实际上非常复杂（而且没有那么夸张）。遗憾的是，当时公众得到的只是不准确的报道和令人震惊的头条新闻，全世界都将其简化为"雌激素导致乳腺癌"。

媒体如此反复强调这一信息，以至于女性健康倡议项目的研究成为 2002 年最热门的医学新闻。结果，正如我在前面提到的：世界各地的女性突然停止了激素疗法，一直在服用激素的女性中有 70%~80% 的比例不再继续她们的治疗。这意味着，数以百万计的女性无法从更年期症状中得到缓解，还有更多的女性无法获得激素替代疗法的预防效果。

我知道你此刻正在思考这样的问题：癌症风险如何呢？好吧，这正是问题的复杂之处，我会尽量以最清晰的方式来回答，因为我知道这项研究涉及的风险是真实存在的（我也知道激素疗法与癌症之间的普遍联系，就像更年期女性下巴上长出的汗毛一样顽固）。

明确激素疗法的风险

关于女性健康倡议项目的研究结果，首先要了解的是，虽然存在乳腺癌和卒中的风险，但它们并不像最初报道的那么显著或严重，而且肯定被高估了，并且媒体过度强调了这种风险。在过去的 20 年里，女性健康倡议项目的研究人员及其他学者公开澄清了有关癌症风险的数据点。2018 年，医学博士艾夫鲁姆·布卢明和卡罗尔·塔夫里斯出版了《雌激素很重要》一书，成为关注女性健康倡议项目，以及数据误读引发错误报道——雌激素会导致乳腺癌——的重要书籍之一。尽管信息得到更新，但它并没有得到多少关注，公众对激素替代疗法和重大健康风险的看法基本上没有变化。所以我认为，是时候让这些细节得到应有的重视。并不是每个人都想阅读我下面将要详细介绍的内容。但我每天都会被患者问到有关激素替代疗法和癌症风险的问题，我也借此机会对最初在人们脑海中植入这种联系的科学进行全面阐述。需要明确的是，我并不是要说服你去接受激素疗法——这是个人的决定，我们将在第 7 章详细介绍——而是为了让你更清楚地知道你的决定是基于事实，而不是基于恐惧。

以下是女性健康倡议项目研究中值得仔细研究的一些关键因素。

风险类型

女性健康倡议项目研究报告的重点是风险，如"使用激素替代疗法的女性患乳腺癌的风险增加"。只是媒体从未提及用来支持这一信息的风险类型，尽管风险类型非常重要——事实上，它完全改变了女性健康倡议项目研究的局面。

媒体经常根据所谓的相对风险而不是绝对风险来报道头条新闻，但后者更能代表真实的风险。为了对激素疗法的真实风险得出更准确的结论，我们必须考虑绝对值。

在女性健康倡议项目研究中，服用安慰剂的女性患乳腺癌的概率为每年 4‰。而服用雌激素和孕激素的组合时，这个风险增长至每年5‰。如果按相对风险计算，增幅为25%。但当按绝对风险计算时，增幅为0.08%。这明显是一个很大的区别。25%的增长具有破坏性，它会引起人们的议论。那增长0.08%呢？这么说吧，在2002年那个决定性的日子里，这个数字是不会让我的指导教授们惊慌失措地窃窃私语的。

我想在此指出，与激素替代疗法相关的风险类型的思考并不是一个边缘化问题，事实远非如此。2022年，更年期协会关于激素疗法的声明指出："绝对风险更有助于在临床环境中传达风险和疗效。"他们还强调，更年期护理的医疗保健专业人员需要"了解相对风险和绝对风险的基本概念，以传达激素替代疗法和其他疗法的潜在疗效和风险"。

但事实上，根据我在社交媒体上收到的评论和投诉的数量，我告诉你，大多数医生，包括那些为更年期女性提供医疗保健的医生，都没有得到这一信息。如果他们接收到这一信息，就不会因为激素替代疗法与癌症的相对风险关系而断然拒绝为患者提供激素替代疗法了。

同样重要的是，无论是哪一组接受药物治疗的研究参与者，在研究开始的前5年内，患乳腺癌的风险都没有增加。

这对你意味着什么：自2002年以来，有数百项发表的研究对于女性健康倡议项目实验数据进行重新分析，其中许多研究承认这项研究并不全面，以及初步审查中高估了相关风险。然而，这些研究中没有一项获得了像原始报告那么多的关注度，因此公众和医学专业人士对激素替代疗法的看法在 20 多年来几乎没有变化。我们必须为患者及医生重新定义与激素替代疗法相关的风险认知。在很多情况下，它所带来的疗效可能要大于风险，而每位女性都应该有讨论的权利。

药物配方

女性健康倡议项目研究的重大缺陷之一是使用了单一的激素替代疗法配方。你可能还记得，第一组（与癌症风险增加相关联的组）服用了雌激素和孕激素的组合。具体来说，这个配方是妊马雌酮和醋酸甲羟孕酮（一种人工合成的孕酮）的组合。而第二组仅服用妊马雌酮，并且没有发现癌症风险增加。

这个事实很重要，原因如下。第一，正如报告中所说，研究中使用的孕激素的类型或许与癌症风险相关，而不是报道中所说的雌激素。再次强调，在仅服用雌激素的参与者中并没有发现乳腺癌风险的增加；事实上，她们的风险与同组安慰剂服用者相比，还要低 30%。这表明，单独使用雌激素不仅不会导致癌症，反而可以预防癌症——这完全颠覆了此前的说法！

考虑药物配方的另一个重要原因是，一种配方并不能代表所有的激素替代疗法，并且其中某一些治疗方法可能比其他配方更安全。妊马雌酮和醋酸甲羟孕酮都是激素疗法，不同于当今更常见的现代生物同质性激素疗法。如今，醋酸甲羟孕酮在激素替代疗法中很少使用，因为大多数对此有广泛了解的医生更倾向于使用孕酮，例如医生所熟知的微粒化孕酮胶囊（普美孕酮）。

这对你意味着什么：并非所有激素疗法的配方都是相同的。如果你正在考虑使用激素替代疗法，请参阅第 7 章了解不同的类型（包括我所说的生物同质性疗法）、用药途径上的差别［例如，通过皮肤（体外经皮给药）、口服等］、如何生产，以及表明其安全性和有效性的证据等。

使用激素替代疗法的年龄（时机假说/健康细胞假说）

后续对女性健康倡议项目数据的分析还揭示了一条关键信息：研究参与者的平均年龄为 63 岁，远高于更年期的平均年龄 51 岁。仅仅这一个因素就很有可能对实验结果产生负面影响。无论是否使用激素疗法或其他药物，老年人的疾病发病率（如乳腺癌和心脏病等）都可能有所增长。而更年轻、年龄距离绝经更近的女性最有可能得到激素替代疗法对心脏保护、神经保护和肌肉骨骼方面的助益，但这些女性并不是女性健康倡议项目研究的主要对象。

后来，这种认识发展成为现在科学界所说的"时机假说"或"健康细胞假说"。该理论认为存在一个关键的治疗窗口期，在这期间使用激素替代疗法对于心血管和全身健康的疗效是最优的。现在认为，患心血管疾病的主要机会窗口期是绝经后的 10

年内，这意味着如果你在最后一次月经后的 10 年内开始使用激素替代疗法，将得到最大的潜在益处。它能带来很多好处：减少任何原因导致的死亡，心脏病和心肌梗死的发生率也会降低。总的来说，健康细胞假说得出的理论是雌激素的存在使细胞保持更健康的状态，而缺乏雌激素会导致细胞不健康——这表明雌激素可能更多地起到预防而不是治疗的作用。你将在本书中看到这样的例子。

当然，女性健康倡议项目研究的目的是证明激素替代疗法是否可以预防心脏病的发展。虽然对数据的初步分析表明这种疗效并不明显，但时机假说让我们看到，如果治疗的时机合适，它将具有巨大的潜力。

例如，在女性健康倡议项目研究的 50~59 岁的组别中，使用雌激素疗法的女性患心肌梗死（心脏病发作）的风险比使用安慰剂的女性低 40%。另一方面，绝经 10 年或更久的女性开始进行激素替代疗法会导致心血管疾病的风险略有增加，但从统计学意义上来看这种增加并不显著，而在绝经 20 年以后开始进行激素替代疗法时，这一风险的增加才开始变得显著。这表明，雌激素疗法可能会（通过形成一氧化氮）使先前存在的冠状动脉粥样硬化性心脏病恶化。我们从美国心脏协会（AHA）的研究中了解到，雌激素在预防冠状动脉粥样硬化性心脏病方面比在疾病开始后再去阻止它更有效（正如健康细胞假说所说）。

我们需要非常认真地对待心脏和女性健康问题。即使在诊断出乳腺癌后，心脏病仍然是女性的头号杀手，更年期雌激素的流失可能会导致标志着心脏健康状况下降的迹象出现，例如血脂异常和动脉斑块增加等。雌激素的丧失也标志着丧失了对这些疾病的抵抗力。根据美国心脏协会 2020 年发布的一份开创性声明，绝经过渡期比衰老更容易引发"血脂增加、代谢综合征风险和血管重塑（这可能并非一种好的重塑）"。我们应该利用绝经年龄来辅助确定激素疗法的另一个原因是：当涉及心脏健康和激素替代疗法时，留给我们的时间不多了。

在同一份声明中，美国心脏协会引用了几项研究，进一步证明了绝经早期的女性可以从激素替代疗法中获得显著的预防效果。例如，研究人员分析了 19 项随机对照试验的结果，发现 60 岁左右（绝经后 10 年内）开始接受激素疗法的女性，患心血管疾病的风险降低 50%。

这对你意味着什么：如果你有机会接受激素疗法，越来越多的科学表明，在绝经后 10 年内开始激素替代疗法可能带来最佳的预防效果。这意味着记录你的绝经年龄很重要，与了解这些信息的医务人员探讨激素替代疗法也很重要（有关如何找到这类医务人员的信息，请参阅第 8 章）。不要等——如果你怀疑自己可能处于围绝经期，那么现在开始收集信息并不算早。请参阅附录 B 中的更年期相关症状评分表，判断你的症状是否与更年期有关。

所有 60 岁以上的女性都不应该采用激素替代疗法吗？

当我们考虑时机假说时，一个关键问题出现了：年龄超过 60 岁（或者如果绝经时间超过 10 年）开始激素疗法是否弊大于利？我知道，如果你或你所爱的人符合这一条件，那么这个问题尤其重要。

我的回答是，这要视情况而定。如果一位女性从更年期早期就开始接受激素替代疗法，并且没有新增任何可导致心血管疾病的危险因素（例如冠状动脉钙化积分升高、载脂蛋白 B 升高和/或未控制的高血压等），并且她想继续使用这个疗法，我就会允许她继续接受治疗，但我仍然认为这个领域需要更多的研究才能更广泛地应用。如果一个人的年龄超过 60 岁或绝经超过 10 年，并且之前从未使用激素疗法，那么是否要开始采用激素疗法的问题就非常微妙了，需要详细评估潜在的益处和风险。潜在的益处包括保护骨骼、减少泌尿生殖系统症状以及潮热、盗汗等。在风险方面，如果一个人患有冠状动脉粥样硬化性心脏病或患有痴呆，激素疗法可能会导致这些疾病的进展，而不是预防。

如果我的患者年龄超过 60 岁或处于绝经后期，从未使用过激素替代疗法，并且冠状动脉粥样硬化性心脏病的危险因素增加，我会对她进行冠状动脉钙化积分测试（关于这项测试的具体内容和相应患者情况，请见后文），检查阿尔茨海默病或痴呆的家族史，并评估一般健康状况。如果测试结果是低风险，且不存在其他显著的心血管疾病危险因素，没有神经退行性变性疾病的家族史，整体健康状况良好，我们才能考虑激素疗法。

比起过时的医疗指导，你应获得更好的建议

既然有这么多的科学分析支持激素替代疗法，那么我们有理由质疑，为什么许多医生仍然因为癌症风险而不提供这种疗法。正如我之前提到，医学是一艘缓慢行驶的大船，需要漫长的时间才能纠正航向，而这种由理论见解向现实生活应用的转变总是要花费一些时间。

更年期虚假"疗法"的新前沿

有关女性健康倡议项目研究的消息让许多女性不敢使用她们一直赖以缓解更年期症状的治疗方法，转而寻找替代方案。谁能责怪她们呢？即使首选治疗方案已被取消，她们的症状仍然存在，她们需要帮助。对替代方案的需求为没有证据支持的治疗方法打开了市场，即将到来的是一个把有问题的，甚至是危险的方案作为更年期"疗法"推广的时代。

在社交媒体出现之前，你只能想尽办法寻找替代方法。而

社交媒体出现之后……你的身边充斥着承诺用维生素就能减肥30~40磅[①]、治愈性欲问题或消除脑雾的广告。我几乎每天都会收到关注者给我发的信息，向我提问："这个是真的吗？"女性非常渴望找到解决方案，她们几乎愿意尝试任何东西，尤其是当她们无法从医生那里得到支持时。

许多产品宣称可治疗更年期症状，却没有证据支持。后文将介绍有证据支持的更年期症状的管理方法。

这个问题中的一个重要部分是，在行医执照的更新考核中，并未纳入对于更年期领域的持续教育。医学委员会的重新认证需要审查并证明医生接受和理解了最新的培训内容，但那些关注更年期的培训根本没有被优先考虑，即使是在妇产科这一专注于女性生殖系统的医学专业领域。对此我有很多话要说，但这些话不适合出版。

由于绝大多数正在进行的医学教育项目并没有要求医生阅读这些文章，因此想要了解更年期知识的医生不得不自行寻找和解读最新研究。他们只能在连轴转的诊疗间隙抽空儿学习，同时还要完成医院保险文件的填写要求，在人员配备日益缩减的情况下还要负责接生工作，通宵待命。（如今当病人不容易，但当医生也很艰难。）

[①] 1磅≈0.45千克。——编者注

当然，在我还是一名执业妇产科医生时，这就是我的生活。我尽力遵守所有与更年期相关的指南，但市场对更年期护理的需求却持续增长。最终，我必须做出选择：继续做一名全面型妇产科医生（小儿妇科、产科、妇科手术、妇科肿瘤学和更年期健康），还是专注于女性生育后期阶段的健康管理？不论是过去还是现在，这个系统都不支持医生在女性健康的所有子领域取得成功。

最后，任何想要成为女性保健专科医生的人都应该知道如何就更年期话题讨论。不能准确描述激素替代疗法利弊的讨论是一种无效讨论，女性应该享有更好的待遇。但医生也需要得到支持，美国妇产科委员会提供更多的继续教育机会，加强相关科学研究，更多地关注更年期医学健康。

好消息是，当今的医学实习生将成为第一代被告知激素替代疗法是安全的且应该进行讨论的住院医师。由于这种理念的推广可能需要一代人的时间，我鼓励你成为一名积极主动的患者。说不定你有机会成为知识的传播者，谁知道呢？你可以上网找出讨论激素替代疗法安全性的最新医学期刊文章，把它们打印出来，与你的医生分享。

第4章
一起来改变更年期研究

我的更年期之旅曾深陷泥沼，但通过不断学习，我重获掌控力，也走向了希望。作为一名从业超35年的注册护士，我应该了解更年期是什么。但事实上，我没有受过相关培训。我知道频繁的潮热是更年期的一部分症状，但我所遭受的痛苦更多。失眠的夜晚、肌肉和关节的疼痛，以及心悸让我无暇享受生活。我经常因尿路感染看医生，却通常只是被提醒如何保持卫生。性生活给我带来很大的痛苦，我不得不对我的妇科医生哭诉。体重的增加让我十分沮丧，大脑也时常一片混沌，我很难组织好自己的语言。老实说，我感觉自己快要死了。值得欣喜的是，知识给了我力量！

——桑迪·M.

很遗憾，用于研究女性健康的资金少得可怜，而在这笔本来就微不足道的资金中，只有很小一部分投入在更年期研究中。2021 年，美国国立卫生研究院报告称，美国联邦资金中约有 50 亿美元用于女性健康领域的研究。其中，更年期研究仅得到了 1 500 万美元，占整个女性健康研究经费的 0.3%。是的，你没看错——更年期研究资金的比例小得可怜。

这个现实太让人绝望了。这已经不仅仅是毫无意义的官僚主义对于资金管理不善的问题了：缺乏资金会直接影响到你在绝经过渡期间以及即将绝经时获得的护理。如果你很难找到医疗方面的支持和指导，那么问题可能要归于存在系统性的缺陷。

值得庆幸的是，这种不公激怒了一些人，集体的挫败感正在推动集体行动，来掀起变革浪潮。我们可以看到，企业对更年期研究、医疗技术和产品开发的投资达到了前所未有的水平。整个趋势正在转变。得益于你我，以及许多正在创造和推动变革的了不起的患者、医生、思想领袖和名人的共同努力，我们终于得到了一些科学知识和支持，帮助我们揭示（或提醒我们）在更年期以及绝经后生命中保持健康的最佳且最安全的方法。我们还有很长的路要走，真正改变这一生命阶段的护理方式需要持之以恒的投入，那些急于搭上更年期营销浪潮的投机者只能获得转瞬即逝的利益。在以下这些领域中，我们已经看到了可喜的进展。

科研领域

很长一段时间以来,更年期方面的科学研究几乎一片空白。后来,这方面的研究虽然有所开展,但仅局限在有限的几种常见症状上,如月经失调、潮热、盗汗和绝经泌尿生殖综合征,以及骨密度下降等健康风险。这些都是重点关注的领域,但它们实际上仅代表了表层问题。值得庆幸的是,现代科学已经扩大了这一范围,研究人员开始系统研究更年期治疗策略、健康风险和情绪波动、认知功能改变(脑雾)、心血管风险增加、胰岛素抵抗/糖尿病风险增加、肌肉骨骼关节问题和皮肤病解决方案等多个领域。此外,他们还首次关注如何定义和治疗绝经过渡期(又称围绝经期),因为对于一些人来说,这段时间在心理和生理上比绝经后要经历更多的变化。

一些有影响力的团体也在推动科研进步。例如,美国更年期协会正在助力推进更年期治疗领域的突破性研究,并提供更年期护理的培训和认证。协会还持续在其网站上提供并更新经过认证的医护机构的名单(想要查看经过更年期培训认证的医护机构,请参阅后文,我建议你在预约前进行咨询)。

针对为更年期采取更多措施的要求,美国政府也面临着立法的压力。2023 年提出的一项法案建议美国国立卫生研究院对更年期科研的现状进行评估,包括评估尚未开展的研究领域,并统计研究院在过去 5 年中为更年期和中年女性健康研究分配的资金总额等。

其他医学组织，如美国心脏协会等逐渐认识到绝经过渡期的重要性及其在疾病恶化中的作用，特别是在心血管疾病风险方面。在上一章中，我提到了美国心脏协会在 2020 年发表的开创性文章，讨论了中年（或更早）发生的激素变化，并强调了其与能够增加心脏病风险的心血管代谢性健康变化之间的联系，例如总胆固醇、低密度脂蛋白胆固醇和载脂蛋白 B 水平升高等风险因素。美国心脏协会还承认雌激素具有保护心脏的作用，并强调激素疗法开始的时间对心血管获益的影响。（有关时机假说的更多信息，请参阅前文内容。）

我们也逐渐看到，一些致力于更年期研究的杰出团队在不断壮大。在认知健康领域，莉萨·莫斯科尼博士就是一个例子，她是威尔康奈尔医学院神经病学及放射学系的神经科学副教授、威尔康奈尔医学院和纽约长老会医院阿尔茨海默病预防项目主任，也是《她脑使用手册》和《来吧，更年期！》[①]的作者。莫斯科尼博士的工作重点是在早期发现和预防高危人群（尤其是女性）的认知衰老和阿尔茨海默病。

她引发了人们对一项可能令许多人惊讶的统计数据的关注：阿尔茨海默病患者中有 2/3 是绝经后的女性！或许更令人不安的是，她还提出，这种性别差异长期以来始终被认为不可避免，仅

[①]《来吧，更年期！》中文简体版由中信出版集团于 2025 年 2 月出版。——编者注

仅因为女性比男性的寿命长。换句话说，人们常常认为女性应该接受这个现实。然而，莫斯科尼博士表示，女性阿尔茨海默病发病率偏高并不是必然结果，也不是无法避免的命运。

她与威尔康奈尔医学院的一个团队合作进行的研究表明，内分泌衰老和相关激素变化，例如围绝经期和绝经后期雌激素水平的急剧下降，可以加速女性大脑的老化。随着女性经历绝经过渡期，这种老化可能增加患阿尔茨海默病的风险。虽然这似乎是坏消息，但现实充满希望，因为这表明，或许存在一个可以引入治疗干预措施的时机，比如激素替代疗法，能够保护并维持认知健康。

其他一些文章也揭示了早期干预的前景。2023 年 1 月发表在《阿尔茨海默病研究与治疗》期刊上的研究表明，更年期激素疗法对携带 *APOE4* 基因的女性具有认知益处，而携带 *APOE4* 基因的女性患阿尔茨海默病的风险较高。与未使用激素替代疗法的人相比，使用激素替代疗法的人的记忆延迟有所改善，并且她们大脑中与信息处理和记忆有关的区域的体积要更大。

这些都是开创性研究，重点是预防优于放任。我们不确定什么方案能最好地保护即将进入和已经进入绝经后期的女性的大脑，但我们知道，人们正在努力寻找答案。

在卵巢健康领域，像哈佛大学分子生物学家黛西·罗宾顿博士这样的学者，正处于开创性的卵巢研究中的领先地位。罗宾顿博士是 Oviva 公司的首席执行官兼联合创始人，该公司致力于开发延缓卵巢衰退及其伴随的健康和生活质量问题的方法。

越来越多的机会

我听很多人说过，她们很难找到为自己提供经过证实的绝经治疗方案的医生或医护人员，也鲜少有人承认她们的症状可能与围绝经期和绝经所带来的雌激素变化有关。而好消息是，如今的市场上有更多的选择。我毫不怀疑，获得高质量的更年期医疗保健的机会随着时间的推移只会越来越多。

如果你正在寻找医生或高级医疗机构来检查疑似由围绝经期或绝经引起的症状，那么你可以先到更年期协会的网站上查看他们认证的医疗机构名单。我同样在互联网上分享了由读者推荐的医疗机构名单，并随时进行更新。

如果你发现所在地区的医疗保障存在不足，一个最好的解决方法就是尝试远程医疗并与其他地区的医生联系。像 Midi Health、Alloy Health 和 Evernow 等一些可靠的公司能够帮助你获得正确的医疗指导（我并没有收到这些公司中任何一家的赞助，我只是很喜欢它们提供的服务）。当然，并不是所有远程医疗都能达到理想的效果，对于许多女性来说，与医生建立面对面的融洽关系非常重要。

产品选择和新的可能

近年来，市场上用于缓解更年期症状的产品数量呈爆炸式增长。过去，你根本找不到任何可以帮助你的产品，但如今你的身边充斥着那些最新、最有效的产品的广告。如今的产品宣称能改善脱发、皮肤干燥、性交疼痛、激素平衡等问题。我想说，这是一个很棒的问题——我们现在的选择多到不可思议！不过，我建议你慎重对待这些选择。

尽管更年期领域相关产品最近有所增加，但业内人士认为进一步的增长空间仍然很大，并号召更多的人参与这项创新。这对我们来说是好事，因为竞争可能更快地推动技术进步，并增加获得更年期医疗保健的机会。

节省医疗费用

很多患者和社交媒体上的粉丝会跟我分享她们的故事，她们为了寻找症状的根源四处奔波但徒劳无功。她们被多次转诊、去几十个不同的医生那里就诊（还要自掏腰包支付昂贵的账单），还做了血液检查、心脏检查、甲状腺扫描等。她们服用无效的处方药，购买昂贵的保健品，还要买纸巾，用来擦拭在付出了所有努力却没有得到明确诊断，也没有得到成功的治疗方案时绝望的泪水。

尽管难以置信，但未来充满希望。随着更年期教育和医疗服务的普及，越来越多的女性被告知她们所经历的种种症状是由围绝经期或绝经导致的，而且她们可以选择所有可能的治疗手段，包括激素替代疗法。

这两方面的持续发展都将带来医疗保健成本的降低：首先，你将不需要去看多个医生，进行许多毫无意义的检查；其次，最终接受了激素替代疗法的女性与未经治疗的更年期女性相比，自开始治疗后的医疗费用总和有了显著降低，这一点已经被证实了。

对于那些需要通过非激素疗法解决症状的人，治疗成本也会降低（是的，确实存在其他药物、非处方药、营养和补充剂等来帮助缓解症状和促进健康，我将在后文中对这些进行介绍）。只要明确了激素导致这些症状，诊断的成本就能够相应缩减。

工作场所的支持

许多女性坦言，更年期会对她们的工作能力造成影响。2019年，英国对1 000名年龄超过45岁的女性进行的一项调查显示，潮热、情绪低落、注意力不集中、记忆力下降、抑郁和焦虑加剧，以及缺乏自信等症状被认为是影响女性健康的因素。这些症状会导致工作失误增多、失去晋升机会，甚至干脆辞职。在美国进行的调查也得出了类似的结论，其中一项调查显示，近1/5的女性因更年期症状而辞职或考虑过辞职。

如果你经历过围绝经期或绝经后的症状，那么以下的事情你就应该了解：在我们生命中的这个时期，完成工作要比以往任何时候都更让你疲惫不堪。而且，你还要隐瞒让你痛苦的原因，这种难以摆脱的感觉使工作变得更加艰难。许多参与调查的女性提到，她们对向雇主或经理谈论自己的更年期症状感到不自在。至少在美国，女性表示之所以会出现这种情况，是因为她们害怕受到歧视。

不论在美国还是大洋彼岸的英国，人们提供的答案清楚地证明，处于更年期的女性需要雇主提供更多的支持。职业和领导力教练卡罗琳·卡斯特里隆在为《福布斯》杂志撰写的文章中指出，她建议雇主以下面几种方式提供支持：对管理人员进行更年期相关培训；提供更年期相关资源；制定企业更年期政策；鼓励开展公开对话，减轻让许多女性保持沉默的羞耻感。员工们表示，她们想要灵活办公，包括居家办公的选择、办公室温度控制，以及同情和善意等（想象一下这该有多美好！）。

实施这些改革符合企业界的最大利益原则，因为据估计，更年期相关问题已经导致全球生产力损失超过1 500亿美元。一些报告显示，提供更年期护理福利的雇主数量正在增加。一切已迫在眉睫，希望企业界能够继续强化改革，并在未来几年提供更多的支持。

媒体和流行文化：让对话正常化

过去 10 年中社交媒体的爆炸式增长似乎成为一种催化剂，使经历激素变化症状的女性开始与更能共情的倾听者公开分享彼此的经历。这一代的更年期女性不甘于接受现状并默默忍受，她们分享自己的症状，分享能够提供帮助的医疗保健机构，以及度过这一时期的实用策略。她们带着研究文章、清单和资源来到医疗预约处与医务人员交流，从而得到应有的治疗。

娜奥米·沃茨、奥普拉·温弗瑞、安吉丽娜·朱莉、米歇尔·奥巴马、维奥拉·戴维斯、波姬·小丝和萨尔玛·海耶克等公众人物公开讨论自己的更年期历程，来帮助解除围绕这一时期的秘密、羞耻和禁忌。《纽约时报》的苏珊·多米纳斯等记者撰写更年期主题的文章，鼓励读者质疑护理标准并提出更好的要求。露易丝·纽森博士、莎朗·马龙博士、沃达·莱特博士、苏珊娜·吉尔伯格-伦茨博士和希瑟·赫希博士等更年期专家撰写书籍，并引领社交媒体对话，赢得了数十万追随者的喜爱。当我开始在社交媒体上讨论我自己的更年期历程时，超过 350 万的 TikTok（短视频平台）、照片墙、优兔和脸书用户渴望参与其中，分享他们的故事，并寻求建议。

团结起来，我们就能继续进步

目前所取得的进展让人惊叹，但仍然有许多工作要做。那些关于沮丧、误诊、煤气灯效应和混淆视听的故事不断出现，使许多医疗机构意识到这是一个系统性问题，不仅在于我们如何在女性更年期的进程中提供基础护理，还在于医护人员的专业护理培训体系，更包括社会如何看待和对待更年期女性。我们可以通过以下方法继续强化基础建设，为更年期营造一个全新的未来：

- 加强医学生、住院医师、执业护士和医师助理的培训，为经验丰富的医疗服务机构提供以更年期护理为重心的继续医学教育刻不容缓；
- 更深入地了解更年期各个阶段的生理过程；
- 学习如何为自己发声；
- 与更年轻女性分享这本书；
- 呼吁在更年期领域进行新的研究和资金支持；
- 增加对更多循证治疗方案的兴趣和需求等。

你能做到的。你不是一个人。你无法避开人生的这个阶段，所以，让我们一起渡过难关吧！

第二部分
医生没有透露的关于更年期的一切

尽管在每个人的生活中，更年期的表现不尽相同，但有些事实和定义对大多数女性来说还是有用的，我将在本书的这一章中重点关注这些方面，从而确保我们的信息基础一致。我更愿意把这个部分视为一个稳定可靠的指挥中心。每当你发现自己在疑惑"这是怎么回事？"，就可以翻到这几页来获得一些能够提供安慰的实用知识，你可以与朋友分享，也可以在看医生前掌握好这些知识，用它们为自己争取利益。

第 5 章
什么是围绝经期、绝经期和绝经后期？

我真的觉得自己要疯了。我知道潮热和盗汗，但对其他症状一无所知。盗汗导致睡眠不足，这让我心烦意乱，产生焦虑和偏执的想法。我逐渐变成了一个讨厌自己，甚至有点儿害怕的人，因为我无法控制自己的情绪，也不知道这种情绪从何而来。但庆幸的是，我现在知道了自己并没有疯，是正常的。我们在年少时会谈论月经和性教育，更年期也应该包括在内。对我来说（毫无疑问对其他人也是如此），了解什么是更年期并讨论它，进入更年期时的创伤就会小一点儿。

——苏珊·P.

90%的女性会向医生询问如何应对更年期症状。其中大多数人得不到能改善自己症状的诊断或建议,她们会上网或从别处寻找其他资源来获取一些明确的信息。我希望本章所提供的信息既简洁又可靠。接下来的内容会帮助你更好地了解更年期的全貌——这很关键,因为你也许感觉自己像是在某个人迹未至的陌生星球上摸索前行,但这不是真的。你所经历的是一个自然的生物学变化,我会用"一张地图"来引导你走过这段旅程。

第一个需要了解的关键信息是,有关更年期的术语可能会导致概念混淆和误导。尽管我们在生活中通常把整个过程叫作"更年期",或者说女性"处于更年期",但从专业的医学角度来说,"更年期"实际上指的是"绝经"。"绝经"这个术语指的是女性一生中的某一天:她最后一次月经来潮之后满一年,它代表着她的生殖功能的终结。

医学上讲,女性的绝经过渡期由3个独立的阶段组成:围绝经期、绝经期和绝经后期。从定义来看,它们是不同的阶段,但就体验而言,这些阶段的感受其实非常相似。整个更年期各个阶段的症状之所以相似,原因在于它们都是由卵巢功能衰竭导致的性激素(雌激素、睾酮、孕酮)缺乏引起的。当你从围绝经期过渡到绝经期,再进入绝经后期时,通常只是症状的严重程度发生了变化,而不是实际症状的改变。

整个过渡期的持续时间因人而异,但对有潮热、盗汗症状的女性的研究发现,出现症状的平均持续时间接近7.5年,而在围绝经期早期报告有潮热、盗汗的女性中,平均持续时间上升到 12 年。值得注意的是，这些时间是根据对更年期相关症状的有限了解得出的，可能会随着更多研究的完成和科学的发展而变化。

虽然每个人的经历有所不同，但有些症状比其他症状更常见。在美国，长期以来报道最多的症状之一就是潮热，可能伴有夜间盗汗，但我常常质疑，这种症状最常见，是否仅仅因为女性知道它与更年期有关，而没有人告诉她们，绝经引起的潜在症状还有更多。

专注于提供更年期护理的远程医疗公司 Midi Health 对其 22 000 名会员进行投票调查，前 5 名的症状分别是：体重增加/身体成分变化、脑雾/记忆问题、焦虑/抑郁、睡眠中断以及潮热、盗汗。我的病人最常提到的症状也符合这一调查。随着更年期教育不断触及更广泛的受众，我希望对更年期知识的广泛了解将会帮助越来越多的女性建立全面理解，让她们更有效地寻求支持。

有什么方法可以诊断围绝经期吗？

目前没有数据显示，通过一次性血液、尿液或唾液检测就能够明确诊断围绝经期。因为在这一阶段，我们的激素水平波动很大，所以这些检测很少能提供信息或结论。即使是干尿综合激素检测（DUTCH，一种广泛应用的激素检测，根据尿液中代谢物生成结果），也无法确认你是否处于围绝经期。没有数据支持这种测试的合法性,也没有任何医学协会推荐使用。

不过,好消息是,一种新的连续尿液检测有望成为诊断围绝经期早期或晚期的方法。它需要在几天内进行 5 次检测,并用一个应用程序来汇总症状档案和月经史。它能生成一份报告,不仅包含测试结果,还包含支持测试结果的医学证据链接,你可以向医生展示。由于许多临床医生不了解更年期相关病症,或没有接受过相关培训,这个测试可以让患者更好地与医生沟通。

即使不进行诊断检测,受过更年期相关培训的优秀临床医生也可以通过与你交谈来做出围绝经期的诊断,相信你描述的症状,并且不把你的担忧视为衰老或心理问题。医生还可能做血液检查,从而排除具有相似症状的其他疾病,例如甲状腺功能减退症、自身免疫病、贫血等,然后共同决策和计划你的治疗程序(和你的医生一起决定你的最佳检查方案,讨论你的个人需求、症状、风险和疗效等)。

现在,我们来看看更年期各个阶段的一些显著特征,以及哪些因素会影响更年期进程。

围绝经期

围绝经期是卵巢功能结束的开始。我们通常不会意识到自己正处于围绝经期，但当围绝经期过去时，就能够回溯到它是什么时候开始的。

定义	围绝经期是发生在绝经之前的一个长期过渡阶段。它由激素水平波动引发，主要是雌激素和孕酮。
显著特征	围绝经期的特点是月经不规律（持续时间过长或过短）。
平均年龄	围绝经期可能从 40 多岁，甚至 35 岁左右时开始。
平均持续时间	有关数据差异较大，平均持续时间约为 4 年，范围为 2~10 年。

围绝经期可能是一个难以诊断的激素阶段。这是因为：第一，它所表现出的症状和严重程度通常有很大差异；第二，不同患者进入围绝经期的年龄各不相同；第三，尚不存在既定方法或基于证据的检测可供医生作为依据做出诊断。由于这些原因，以及我前面提到的许多其他原因——医生培训不到位、研究经费不足、长期以来对女性不屑一顾的态度等——医生可能会忽略围绝经期这一因素，而针对患者症状做出其他诊断。事实上，纽森健康研究与教育对 5 000 名女性进行的一项调查发现，有 1/3 的女性至少需要 3 年时间才能得到症状与更年期相关的正确诊断，其中 18% 的女性要看 6 次医生才能得到所需的治疗。

当我的病人出现疑似与围绝经期有关的症状时，我会遵循一种树状临床诊断图，它有助于排除其他可能存在的病症。你可以从更年期临床决策树中看到我是如何为患有上面所列症状的患者提供支持的。左边列出的症状，从"潮热"开始，是我们已知激素疗法会有所帮助的症状；右边是我们认为激素疗法可能会有所帮助的症状。当然，我会根据具体情况来管理每位患者，但大多数情况下，诊断时提出的问题都是相同的。由于围绝经期激素水平波动相当大，一次性血液、尿液或唾液检测都无法做出准确诊断。我会根据患者的症状做出诊断，并且常常配合血液检查来排除可能导致这些症状的其他原因，这在医学上称为排除诊断。

如果你还记得第 1 章中关于鸭子的比喻，这正是对处于更年期各个阶段的患者进行诊断所要做的工作——这个过程需要医生投入时间、精力和艰难的尝试！

更年期临床决策树
症状

潮热	心理健康变化
盗汗	脑雾
月经不调	情绪障碍
性欲减退	睡眠障碍
内脏脂肪堆积	皮肤/头发/指甲变化
性交疼痛	体重增加
绝经泌尿生殖综合征	肌肉/关节疼痛
脱发	疲乏
肌肉流失	耳鸣/眩晕
骨质流失	胃肠道变化
	灼口综合征

⬇ ⬇

```
                     评估症状、长期性、回溯症状日志、性机能筛查
                                    ↓
                              排除重叠的症状
                        ↓                    ↓
                   甲状腺评估              不宁腿综合征
                   贫血评估                 失眠
视                 胰岛素抵抗评估            重度抑郁               视
情        +        营养评估                 自身免疫病       +     情
况                 炎症标志物评估            阿尔茨海默病            况
而                 其他（根据需要）                                 而
定                                                                定
                        ↓                    ↓
                              共同决策
                  激素替代疗法（最有效）     激素替代疗法（可能有效）
                  非激素替代疗法           非激素替代疗法
                  营养建议                营养建议
                  运动建议                运动建议
                  补充剂建议              补充剂建议
                  睡眠优先                睡眠优先
                  减压                   减压
```

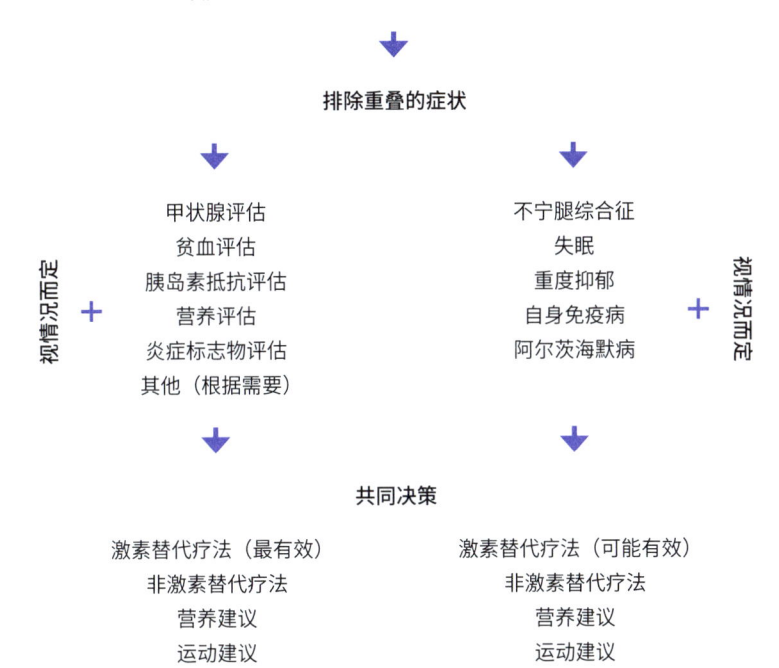

绝经期

尽管绝经期一直是许多谜团的根源，但它本身是这三个阶段中最清晰和具体的一个阶段。

定义	连续 12 个月不来月经时,你就进入绝经期。这个日期标志着月经周期和生殖能力的结束。
显著特征	绝经期通过日历上的日期而不是特定的体征或症状来定义。
平均年龄	绝经期的平均年龄是 51 岁,正常绝经年龄在 45~55 岁。提前绝经指在 45 岁之前绝经,过早绝经指在 40 岁之前绝经。
平均持续时间	绝经期是指末次月经结束满 12 个月的时刻。

请务必注意自己经历绝经过渡期并最终达到绝经期时的年龄,因为这不仅仅涉及生殖系统衰老。绝经会加速细胞老化,并与整体健康状况的下降密切相关。美国心脏协会 2020 年发布的一份声明显示,这就是为什么自然绝经年龄越晚,预期寿命越长,骨密度越高,骨折风险越低,心脏病发病率也越低。考虑到雌激素的保护性质,这确实是有道理的。雌激素的减少会产生生物学上的后果。因此,我们更有理由关注月经周期的变化和任何可能与围绝经期有关的症状的增加,如果这些症状出现得比预期的要早,就要积极接受治疗。

绝经后期

如果你已经绝经,并且因为完成了这一任务而能够得到奖励,那该多好啊(我想要一套能真正带来凉爽的全新冷感床单)……

但你实际上得到的奖励，仅仅是进入了绝经后期。绝经后期标志着你的人生迎来了一个新阶段，它将伴随着你的余生。这个阶段不再需要管理或计划月经周期，如果你拥抱它，它能给你意想不到的自由。我的患者和粉丝告诉我，这正是你减少那些"操心的事"的时候，你要学会设定界限，并且优先考虑自己，而不是你的伴侣、孩子、工作、父母或兄弟姐妹。这个时候，你也应该对自己更加体贴、更加关爱、更加宽容。

定义	一旦绝经，即距离最后一次月经过去 12 个月以上，你就进入绝经后期。
显著特征	血管舒缩症状的发病率最高，如潮热、心悸和盗汗等，均发生在这个阶段，即末次月经之后。
平均年龄	绝经后期覆盖了绝经之后的余生。
平均持续时间	虽然余生都处于绝经后期，但据报道，常见症状会在末次月经之后持续 4.5~9.5 年。

影响自然绝经年龄的因素

水晶球无法准确预测你什么时候进入围绝经期或绝经期（即开始绝经后期的人生阶段），但有一些因素可以影响这些阶段的出现。尽管其中的大多数因素都是固定的（也就是说，你无法改变它们），但了解自己是否存在提前绝经的高风险是很重要的，因为如果有可能提前或过早绝经,你可以采取一些行动。

遗传因素

大量研究表明,影响绝经年龄的主要因素是家族史。因此,如果你的母亲或近亲绝经较早、正常或较晚,你很可能与她们相似。虽然基因并不能完全决定一个人的绝经时间,但它们很有可能发挥着重要作用。

其他研究发现,与绝经较晚有关的基因变异也与长寿相关,这进一步证实了我们对绝经期发生的内分泌失调如何触发后续全身衰老的理解。

生育史和月经周期的特点

与生育过的女性相比,从未生育过的女性更有可能过早或较早绝经。11 岁或更早经历第一次月经的女性也是如此。当这些因素结合在一起时,即一个人没有生过孩子,并且经历月经初潮较早,那么她们与月经开始于 12 岁或更晚,并且生育过两个或更多孩子的女性相比,过早绝经的风险要增加 5 倍,较早绝经的风险增加 2 倍。有趣的是,生育次数也可能影响更年期相关症状的严重程度,研究表明,生育不少于 3 个孩子的女性比生育一两个孩子的女性可能出现更严重的更年期症状。

你的月经周期长短也会影响绝经年龄。具体来说，月经周期短于 26 天的人可能比月经周期较长的人要早近 1.5 年绝经。然而，月经周期的不规律性并不会影响绝经年龄。

生育史和月经周期史对绝经时间的影响是有依据的。你在第一次来月经时开始排卵，这是一个从有限的卵子储备中释放卵子的过程（下一章会详细介绍这个过程）。除非由于疾病或其他病症而出现非自然的中断，你在接下来的大约 35 年中每月排卵一次。如果经期开始得较早或比较频繁，那么你更有可能较早地耗尽卵子，即绝经。如果你怀孕过一次或多次，中间有几个月是不排卵的（母乳喂养的话，不排卵的时间会更长），原本会排出的卵子就被保存了下来，从而推迟了绝经的到来。然而，重要的是，它们并不是影响绝经时间的唯一因素。

种族/民族

在美国进行的一项关于绝经年龄和种族的研究发现，美洲原住民和黑人女性绝经最早，其次是非拉美裔的白人女性，最晚的是日本裔女性。一些理论认为，这项研究中的年龄差异可能与绝经年龄的遗传因素有关，但也可能混杂着社会经济、生活方式和其他社会因素，而这些因素也可能对何时绝经有不同程度的影响。例如，研究人员分析比较黑人女性和白人女性的更年期数据时发现，结构性种族主义的因素（在获得保健服务和护理质量方面的差异）造成了这两个群体提前绝经概率的差异，可能导致黑人女性比白人女性早 8.5 个月绝经。黑人女性也会经历更多的潮热和抑郁的症状，但极少得到治疗。

我们无法改变遗传对绝经时间的影响，但我们可以并且必须努力通过平等获得良好的更年期医疗保健（包括讨论治疗方案）来彻底改变由于可控因素而造成的差异。这不仅能够确保每个人都有机会改善更年期的生活质量，或许还关乎寿命这个竞技场的公平性。众所周知，潮热发生率与痴呆、卒中和心脏病的风险增加有关，这意味着黑人女性更容易受到这些疾病的影响。值得庆幸的是，人们期待已久，且至关重要的社会包容性的改善，为她们带来了越来越多的相关信息和获得医疗服务的途径。

体重和身体质量指数

研究表明，体重会影响女性自然绝经的年龄。在成年早期或中年体重过轻或身体质量指数较低的人，提前绝经的风险较高，而体重或身体质量指数较高的人绝经较晚。表面上看，这可能表明增加体重会带来好处，因为绝经推迟可以延长雌激素作用及其保护的时间。然而，体重过高，尤其是腹部及周围的脂肪，可能会增加脂质异常（高胆固醇）、血糖紊乱和炎症等心脏病风险因素，从而抵消绝经推迟和相关激素变化带来的好处。那么，这一切意味着什么呢？保持健康的体重——既不体重过轻也不过度肥胖——在生殖健康和全身健康方面对你最有益。

绝经前的心血管健康

在 35 岁之前发生心脏病或卒中等心血管事件会使提前绝经的概率增加一倍。这意味着高胆固醇、高血压、糖尿病和肥胖等疾病可能导致提前绝经，而不是提前绝经带来这些疾病。有一种观点认为，这些危险因素会导致动脉中斑块积聚（动脉粥样硬化），从而减少流向身体的血液。当流向卵巢的血液受到阻碍时，会损害产生生殖激素所需的细胞和组织。这会加速卵泡（储存卵细胞的结构）不正常发育的过程，从而导致提前绝经。简而言之，心血管疾病风险因素可能会影响卵巢的血流和生殖功能，进而使绝经时间提前。

体育锻炼、饮食和饮酒

众所周知，定期锻炼、均衡的饮食以及限制饮酒或不饮酒都是良好的健康习惯，但这些生活方式会影响绝经的年龄吗？目前还没有科学结论表明它们之间的因果关系，实际上，我们需要在这一领域进行更多的研究。然而，我们已经知道，由于体育锻炼与心脏健康的关系，这些好习惯可以在围绝经期和绝经后期带来巨大的益处，能够对心脏健康提供全面保护——我将在后文中详细介绍。

吸烟

研究证实，吸烟与提前绝经之间存在关联，吸烟者比不吸烟者平均约提前一年时间绝经。无论仍在吸烟还是已戒烟的人，吸烟的习惯持续时间越长、吸烟量越大，过早或提前绝经的风险就越大。

虐待经历

2022 年发表在《更年期》期刊上的一项研究报告称，代际虐待与绝经年龄之间存在着惊人的联系。这篇论文特别指出，遭受身体虐待，且孩子经常遭受性虐待的母亲，比那些没有遭受过虐待或孩子从未遭受虐待的母亲提前近 9 年绝经。虽然目前还没有明确的结论，但研究人员认为，这可能是由于身体对创伤反应的累积影响，其中涉及应激激素的大量常规性分泌，从而抑制免疫系统的功能并加速生殖系统衰老。随着对创伤影响的调查越来越多，我预计，我们只会继续看到它对全身健康所造成的破坏性影响。

口服避孕药抑制排卵

卵巢中储存着未成熟的卵母细胞，这些卵母细胞在排卵期间被募集并消耗殆尽。有一种理论认为，使用口服避孕药可以减少卵母细胞的募集，因此可能会延迟绝经。这一理论被称为"卵母细胞保留假说"，目前还没有足够的科学依据来支持口服避孕药可以用于预防提前绝经这种说法。然而，有一些证据表明，女性开始服用口服避孕药的年龄可能会影响绝经时间。在至少两项可信的研究中，研究人员发现，25~30 岁间开始服用口服避孕药的女性比 31 岁或以上开始服用口服避孕药的女性提前绝经的风险显著降低。

决定绝经时间的其他因素

我们中的一些人会提前丧失卵巢功能。这通常是由于在自然绝经前手术切除了卵巢，为了治疗危及生命的疾病而进行化疗或放疗，或者卵巢功能早衰等，这些都会导致我们在自然绝经日期之前激素分泌减少，而激素的过早流失会使某些相关症状提前发生，并造成健康风险。我们将在下面对每一种可能的情况进行简要讨论。

子宫切除术

在子宫切除术中，即使卵巢被保留下来，流向卵巢的侧支血流也会受到干扰，患者预计会比未进行子宫切除术的女性提前4.4年绝经。

切除单侧卵巢

需要手术切除单侧或双侧卵巢的原因有很多，例如囊肿、卵巢脓肿或癌症等。如果双侧卵巢都被切除（见下文双侧卵巢切除术），实际上就等于绝经了。切除一个卵巢称为单侧卵巢切除术。研究表明，在绝经前几年接受单侧卵巢切除，会使绝经提前1.8年。患者越年轻，绝经年龄就会提前越多。失去一个卵巢可能导致提前绝经，原因是卵子的数量是有限的，当一个卵巢被切除后，你就失去了1/2的卵子。

手术后绝经

手术后绝经是由双侧卵巢切除术（手术切除双侧卵巢）导致的突然且永久性的绝经。做这个手术可能是因为得了卵巢癌、良性肿瘤或子宫内膜异位症。如果家族中有患卵巢癌或乳腺癌的高风险历史，或者携带 *BRCA1*、*BRCA2* 或 *HNPCC* 等基因突变，也可以选择进行双侧卵巢切除术。

手术后绝经（手术切除卵巢）是一件大事。它能导致激素分泌发生突然而剧烈的变化，如果不及时治疗，可能产生严重后果，包括死亡率增加28%、心脏病发病率增加33%、卒中风险增加62%、认知障碍风险增加60%，情绪障碍风险增加54%，骨质疏松和骨折的风险增加50%等。

如果你的病症导致你需要在绝经前切除卵巢，你需要向医生确认这是不是最好且唯一的方案，并且积极主动地治疗绝经，必要时有人会选择在切除子宫的同时接受卵巢切除术（切除健康卵巢）作为一种预防手段。这是一种过时的做法，如今我们知道，在大多数情况下，保留卵巢的健康益处远远超过潜在的卵巢癌风险。当然，每位患者的情况都是独一无二的，你可能会直接提问：切除卵巢的好处是否大于风险？当然，如果你的生命处于危险之中，这个问题的答案就显而易见了。但其他情况可能另当别论，你务必要深思熟虑，再做出切除双侧卵巢的决定。

如果接受了双侧卵巢切除术，或者发现自己在绝经前需要切除双侧卵巢，那么与医生讨论激素替代疗法就至关重要了。研究表明，激素替代疗法可以为绝经前切除双侧卵巢的女性降低患心血管疾病的风险，因为这可能减缓动脉粥样硬化的速度，而动脉粥样硬化会随着卵巢切除后雌激素的突然丧失而加速。研究还表明，在绝经后的前5年内开始激素替代疗法并持续至少10年，会有效改善认知能力下降（更多内容请参见第6章）。

化学因素导致的绝经

化疗、放射治疗或激素抑制治疗等化学因素可导致绝经。这种类型的绝经可能是暂时的，也可能是永久的，具体取决于多种因素，包括年龄、治疗强度、持续时间以及所用药物的类型等。

这里再次强调，与医生讨论激素疗法和任何其他预防性的替代疗法至关重要，它可以预防绝经泌尿生殖综合征（许多女性在围绝经期和之后经历生殖系统和泌尿系统症状，以及身体上的变化）和骨质疏松症，并确定可以选择哪些方案来治疗潮热盗汗和睡眠障碍等症状。我们将在第 10 章介绍这些内容。

早发性卵巢功能不全

早发性卵巢功能不全（POI）是指卵巢在 40 岁之前停止工作。你或许听说过这种症状，它也被称为自发性或特发性卵巢功能早衰，但更准确的说法是功能不全，因为患者可能会间歇性地产生雌激素和排卵，因此从理论上讲，这并不是"卵巢功能早衰"。早发性卵巢功能不全是由卵泡耗竭或功能障碍引起的，会引发与绝经相同的症状，包括潮热、盗汗、性交疼痛、失眠、情绪波动和抑郁等。确诊早发性卵巢功能不全的患者可能会经历强烈的情绪和心理症状，因为这些症状常常伴随着 40 岁之前发生慢性生殖和激素功能障碍，从而让人不知所措和惶恐不安。对于怀孕困难而后被确诊为早发性卵巢功能不全的女性来说，这些感觉会更强烈。

我们还需要进行大量研究来充分了解导致卵泡过早衰老的原因，但目前的科学研究表明，早发性卵巢功能不全可能是一种遗传性疾病。以下原因也可能导致早发性卵巢功能不全：

- 化疗和放疗；
- 自身免疫病，例如甲状腺疾病、艾迪生病和类风湿性关节炎等；
- 遗传性疾病，例如特纳综合征或脆性 X 综合征；
- 天生卵泡数量较低；
- 代谢紊乱；
- 接触毒素，例如香烟烟雾、化学品或杀虫剂等。

现实情况是，早发性卵巢功能不全会导致年轻时雌激素及其保护作用的丧失。这可能会导致心脏病、骨质疏松症和认知能力下降的风险增加，且更早发病。对于患有早发性卵巢功能不全的女性来说，找到一位能够提供支持且积极主动的医生，制订治疗计划，帮助你应对主要的健康风险是十分重要的。一个有效的计划应当包括：

- 激素替代疗法（在患者适用的情况下）；
- 坚持锻炼，最好进行抗阻力训练，以对抗肌肉流失（早发性卵巢功能不全的后果）；
- 心理支持，即转诊给专门治疗不孕症和生殖健康相关问题的医生；
- 来自社会团体或网络倡议团体的支持；
- 必要时咨询不孕不育医生，讨论妊娠选择，包括使用捐赠的卵子等。

即使你提前失去了卵巢功能，也必须记住，卵巢及其产生的激素仅仅是我们的一部分。你应该和其他人一样，享受尽可能完善的预防和控制更年期的指导。

走出更年期迷宫

每个女性都会有绝经的一天。我们走过的路或许看似不同，但你不应该感到迷茫。我希望了解绝经过渡期的各个阶段以及影响自己绝经年龄的因素，将有助于照亮你前行的道路。

第6章
更年期的身体发生了什么变化?

我在约52岁时开始出现更年期症状,在55岁时月经停止。然而,这3年我过得很糟糕。我的症状非常严重,以至于我看了心脏病专家、风湿病专家、妇科医生和泌尿科医生。我的初级保健医生是一位男性,他想让我服用抗抑郁药,他似乎对更年期一无所知。最终,我见到了一位更年期领域的专家,并接受了激素替代疗法,特别是雌二醇缓释透皮贴片和口服孕酮。激素替代疗法确实救了我的命。用药一周,我就不再出现潮热、盗汗、心悸、关节疼痛等症状,情绪波动也好多了,疲劳感减轻,精力充沛,失眠也消失了。它让我的生活质量有了质的飞跃。每个女性都应该了解缺乏雌激素对身体的真正影响。失去雌激素真的对我们的健康有害。

——凯伦·M.

更年期能够引起很多不同的情绪。有些女性一想到不再来月经就感到欣喜若狂——因为告别了卫生巾、卫生棉条、经前期综合征（PMS）、痉挛或怀孕的风险！而另一些人的感受恰恰相反——她们哀悼生育年龄的逝去，越来越明显的衰老迹象使她们怅然若失，她们渴望回到年轻的时光。还有一些人会陷入矛盾心理。你知道我说的是谁，就是那些总是说"事已至此，我无力改变"的人！

虽然我不愿这么说，但那个把你气得翻白眼或咬牙切齿的朋友并没有错：你确实无力改变。我们的身体不是无所不能，生育年龄也是有限的。对这一事实感到愤怒完全没用。而了解围绝经期和绝经期间身体发生的变化并不是徒劳的，只要采取行动并养成习惯，你的行动仍然能够保护你，甚至有可能延长你的生命。

想要获得所需的支持，你不需要了解有关更年期的所有内容。详细地了解导致更年期的内分泌系统变化，以及这些变化对身体的重大影响是十分有用的。许多医生会因为这个话题有些难度且患者普遍缺乏知识，迅速把你的症状掩盖起来，不提供任何可能的解决方案。

众多患者向我讲述了大致相同的经历：你拖着极度不适的身体（很可能是围绝经期的症状）去看妇产科医生。医生在你的整个育龄期间都非常照顾你，为你做宫颈刮片检查，提供避孕药，或许还会在妊娠和分娩期间为你提供支持，也许还做过一两次手术。但这次，你去诊所反映的症状并没有得到同样的照顾，相反，他们劝你离开，告诉你他们无能为力，你只能坚强地熬过去。由于你的症状依然存在，你会去找另一位更友善、更愿意倾听你意见的医生，但他们也不会给出围绝经期的诊断（相当于我之前说的"鸭子"），而是认为你患有肾上腺疲劳征、寄生虫感染、维生素缺乏症、亚临床甲状腺疾病、毒素蓄积，诸如此类！他们会给你提供一个补充剂方案或"排毒系统"方案，承诺若想保持激素平衡，每月至少要花掉几百美元。这并不是说维生素缺乏症和亚临床甲状腺疾病不存在，而是因为它们很罕见，大多数情况会误诊。因此，在花费了数百甚至数千美元后，你的症状仍然存在，因为身体上的不适，你感觉更糟了，你开始自我怀疑——这一定是我的想象。

如果你没有经历过这些，请心存感激。不幸的是，这种情况非常普遍。

那么，我们要怎么做，才能确保你不会经历这些，或者至少不让这些经历再次发生呢？我们可以一起努力，就我而言，我可以帮助你得到重要信息。这些信息就是在另一位医生把寻求帮助的你拒之门外之前，你伸出来挡住门的那只脚。你可以利用在这里学到的知识为自己争取利益，并在更年期的旅程中做出最适合自己身体的明智选择。

卵巢

卵巢是杏仁状的腺体。你生来就有两个卵巢，它们预先储备了你一生的卵母细胞或未成熟卵子，通常相当于一两百万个卵子。进入青春期时，卵母细胞的储备将减少到 30 万~40 万个。这些小小的卵母细胞被包裹在一个个充满液体的囊状结构中，称为卵泡，它们在月经周期被招募，并有可能成为当月的优势卵泡。

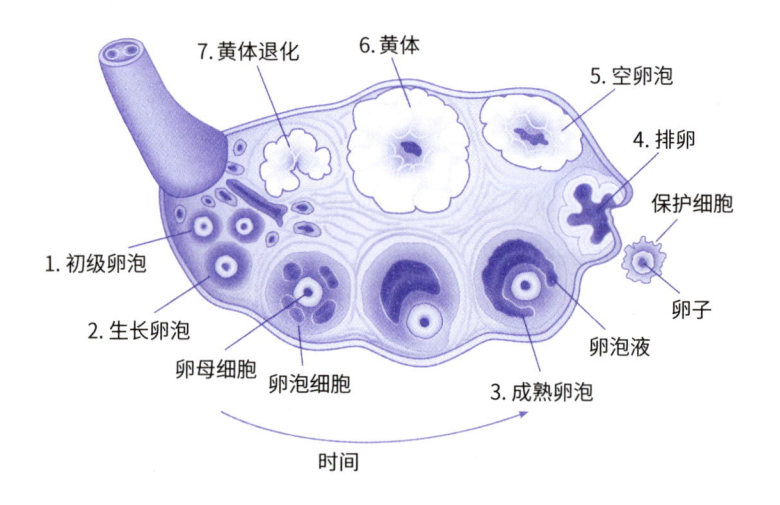

图 6-1　卵巢是怎么工作的

月经周期的各个阶段

月经周期由 4 个阶段组成，每个月都为身体做好怀孕准备：月经期、卵泡期、排卵期和黄体期。整个过程非常复杂，就像交响乐一样，需要许多不同的演奏者完美地演奏每个音符，才能使表演取得成功（参见图 6-2）。了解这个过程在育龄期如何工作，可以帮助你更准确地判断自己进入围绝经期和最终进入生育年龄时发生了什么。

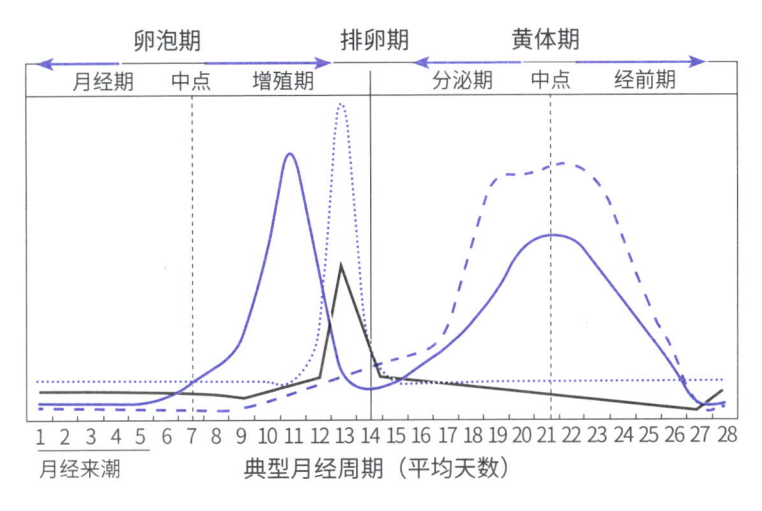

图 6-2 月经周期不同阶段的激素水平

图片来源：Draper CF, Duisters K, Weger B, et al. Menstrual cycle rhythmicity: metabolic patterns in healthy women. *Science Reports* 2018;8:14568. doi: 10.1038/s41598-018-32647-0.

1. 月经期（第1~5天）：月经周期从月经来潮开始，每个月，位于子宫内膜的组织、血液和黏液会自动脱落。月经标志着上个月的排卵未导致怀孕，由于不需要雌激素和孕酮帮助身体为怀孕做准备，它们的水平在第一阶段会相应下降。

2. 卵泡期（第6~14天）：此时，你的身体开始为再次怀孕做准备。卵巢释放雌激素使子宫内膜增厚，这是怀孕所必需的。接着，脑垂体会释放促卵泡激素（FSH），触发卵巢内的卵泡开始生长。只有一组卵泡会开始生长，并且在这一组中只有一个（除非是双胞胎）会成为优势卵泡，并生长成卵子，也称为成熟卵子。卵泡中的颗粒细胞和卵泡细胞通过分泌雌激素和睾酮来促进生长。

3. 排卵期（第14天左右）：黄体生成素（LH）的增多（再次感谢脑垂体）触发优势卵泡通过排卵来释放成熟卵子。之后，排空的卵泡就会自行塌陷并形成黄体。这个临时的腺体可以产生雌激素和孕酮，进一步使子宫内膜增厚。

4. 黄体期（第15~28天）：成熟的卵子通过一根输卵管到达子宫，在那里可以跟精子结合，也就是受精。如果卵子受精并在黏稠且增厚的子宫内膜着床，你就怀孕了。而如果没有发生受精，那么黄体就会开始萎缩，孕酮和雌激素水平下降，使子宫内膜变薄，不久之后就会再次进入月经期。此时，激素水平的降低会导致经前期综合征。

这个设计精巧、不可思议的月经周期会以这种方式持续循环 30~35 年，除非怀孕或因疾病等其他健康问题而中断。

卵巢如何停止工作

随着年龄的增长，生殖能力也会衰退。在月经和排卵的过程中，卵泡会逐渐消失，并且每过一年卵子的质量也会有所下降。卵巢功能也开始减弱，导致激素的产生变得不规律，以及对激素信号的反应能力下降。这种功能的下降会持续下去，造成生理周期中断，并产生激素减少的症状，这可能是接近绝经的信号，也就是围绝经期，并导致月经不规律、潮热、焦虑加剧、心悸等。

接下来发生的事情总结起来是这样的：卵巢功能将继续衰退，月经周期的中断可能会增加和延长，相关症状可能加剧等，直到卵巢衰竭。当卵巢衰竭时，每月例行的排卵和由此产生的性激素将永久性停止。随着卵巢功能的停止，你就绝经了。

当然，放慢速度来看，情况并没有这么简单。当生殖系统开始进入退休状态时，激素会发生很多变化，这些内容实在太细微了，我无法仅用几页就完全讲清楚。但我认为，对正在发生的激素破坏有一个大致了解，将有助于了解更年期相关症状。下面这个"（不再流动的）流程图"展示了这个过程。

- 当卵巢中的卵子开始耗尽时，激素就会开始波动。卵子越少，意味着卵子周围的卵泡细胞就越少，这也就意味着产生的雌激素、孕酮和部分睾酮的减少。
- 下丘脑是大脑中控制激素产生的区域，当它感知到血液中雌激素水平较低，就会释放更多的促性腺激素释放激素（GnRH）来做出反应。
- 这种激素会反过来刺激脑垂体产生更多的促卵泡激素和黄体生成素，来促进卵泡生长和排卵。
- 如果此时雌激素和孕酮水平仍然很低，就像卵巢功能下降时一样，那么促卵泡激素和黄体生成素水平就会继续增高（这有点儿像你没完没了地给某个人打电话，希望他赶快接电话：我知道他就在那里，为什么不接电话？）。
- 你的身体会不断地尝试寻找产生雌激素的方法，但它已经没有选择了。随着年龄的增长，卵巢中卵泡的数量持续减少，剩下的卵泡对雌激素的反应也越来越弱。
- 雌激素水平急剧下降会导致潮热和不排卵，还会出现其他无法预测的症状。

"雌激素优势"和"激素失衡"的真相

当不规律排卵或其他症状出现时，一些综合医学领域的医生会使用"雌激素优势"或"激素失衡"等术语将所发生的情况轻描淡写地带过。他们之所以使用这个术语，是因为激素的波动，而即使是在健康的月经周期中发生的波动，也是复杂的，并不容易解释。但要明白这一点：你的雌激素水平并没有像这个词所展示的那样升高。相反，雌激素并没有被孕酮的平衡作用所"阻碍"。那么，换一种说法呢？相对于孕酮来说，你的雌激素分泌量较高。同样重要的是，"雌激素优势"和"激素失衡"并不是所有医学专业人士都认可或使用的术语。通常，它们过于模糊、不精确，无法用于临床诊断或作为制订治疗计划的依据，它们也无法表明问题的根本原因。

如果你到我的诊室来看激素失调或失衡的症状，我给出的诊断可能会包括多囊卵巢综合征（PCOS）、子宫内膜异位症、甲状腺疾病、绝经等。我会与你探讨遗传倾向、环境和生活方式因素，以及（在绝经的情况下）生殖衰老可能的原因。不论哪种情况，我都会与你一起排除潜在的健康问题。我绝不会把你简单地归类为患有激素失衡。

我知道这或许让人困惑，因为市面上有大量的产品和服务宣称能治疗激素失衡和疲劳、体重增加、情绪波动和性欲低下等症状。事实上，这些产品中的大多数都没有受到监管，它们所主张和承诺的疗效并没有得到医学研究的支持。因此，即使不是所有，其中也可能有大多数产品根本没有效果而且非常昂贵，甚至存在着不安全的风险。我的建议是远离这些产品，去寻找经过更年期相关培训的医务人员来帮你解决这个问题。

更年期的健康风险

我在前文中说过，尽管卵巢功能的丧失和绝经可能出现的相关不适症状（我们将在第三部分讨论这些症状）是自然发生的，但它们并不是卵巢功能衰竭唯一需要注意的"副作用"。无论是否出现不适，绝经都让你面临着一系列疾病的风险。这些风险随着雌激素水平的下降而开始上升（并且与已经存在的衰老风险相叠加）。

雌激素是一种具有很大保护作用的激素，它在更年期水平的下降会让我们失去大部分的保护。随着雌激素的消失，皮质醇等应激激素和其他促炎症因子变得更加活跃、更具破坏性，以至于一些研究人员将绝经过渡期标记为"炎症事件"。它确立了慢性全身炎症的内部趋势，可以影响许多器官系统，并且是更年期健康风险升高的一个重要因素。你会因为绝经而面临以下风险：

- 骨质疏松症；
- 冠状动脉粥样硬化性心脏病；
- 胰岛素抵抗和前驱糖尿病；
- 神经炎症；
- 内脏脂肪堆积；
- 肌少症（肌肉流失）。

我在强调与医生讨论激素替代疗法的重要性时，主要想到的是这一系列严重问题。激素替代疗法可以对这些情况产生预防作用。的确，你或许是为了控制症状而考虑激素疗法，但对更多健康问题的影响应该成为确定你是否适合激素疗法的一个（更）令人信服的理由。

下面让我们仔细审视一下这些症状。

骨质疏松症

骨质疏松症是一种进展性骨骼疾病，其特征是骨骼脆弱。

随着时间的推移，骨骼强度和骨量会自然退化，但当你年轻时，你的身体每天都会努力地对抗这种退化，更新骨骼强度并保持骨量。随着年龄的增长，这种更新速度会减慢，但退化不会减慢，最终，你可能会患上骨质疏松症，尤其是当存在其他危险因素时。患有骨质疏松症会更容易导致髋部、脊柱或手腕的骨折。这些伤害在年轻时会给你带来不便，在年老时可能会让人衰弱，甚至造成危险。髋部的骨折尤其令人担忧。《内科杂志》上发表的研究发现，65岁及以上的老年人中，有1/3在髋部骨折后的12个月内死亡。

女性患骨质疏松症的可能性是男性的4倍，而更年期雌激素的流失是最常见的原因。这是因为雌激素在减缓骨质流失方面发挥着重要作用。骨组织中存在着雌激素受体，它们需要雌激素来激活，形成并促进骨量生成。当我们的雌激素水平在更年期急剧下降时，骨质疏松性的骨流失就会增加，导致骨质变得脆弱。40%~50%的绝经后女性会经历与骨质疏松症相关的骨折。研究还发现，潮热和盗汗等血管舒缩症状与骨密度降低、骨质疏松症，甚至骨折之间都存在着关联。

了解自己的风险

你可以采取一些措施来帮助预防骨质疏松症，如果患有这种严重的骨病，也可以想办法保护自己。如果之前发生过髋部、椎骨、肩胛部、骨盆或手腕等骨折，或者存在其他危险因素，你一定要进行骨质疏松症筛查。一些关键的风险因素包括：身材娇小（体重在56.7千克以下）；过早绝经；有吸烟或大量饮酒史（每日饮酒超过两杯）；每天使用皮质类固醇、甲状腺药物、华法林或其他免疫抑制药物；做过减肥手术；患有某些慢性疾病，例如肾衰竭、类风湿性关节炎和肝病等。

了解自己的指标

最常见的骨质疏松症筛查测试是骨密度测试或双能X射线吸收法（DEXA）扫描。大多数保险计划对此项筛查的承保开始于65岁。然而，如果你确定存在上述的一种或多种风险因素，则可能有资格将筛查的承保年龄提前。即使你的保险不承担这些费用，我也强烈建议你自费做筛查（在美国，费用为200~300美元）。（双能X射线吸收法扫描的另一个好处是：它可以测量肌肉质量和内脏脂肪。请参阅后文有关内脏脂肪堆积的内容。）骨密度降低越早发现越好，你可以采取措施积极减缓骨质流失，并保护自己的骨头。骨折会让人变得脆弱，而且护理费用非常昂贵，要尽可能地避免！

激素替代疗法提供的帮助

我将在后面章节中介绍骨质疏松症的预防和治疗策略，但值得注意的是，激素替代疗法已被证明有助于保护更年期的骨骼健康。2021年发表的研究报告称，雌激素疗法可能有助于防止骨质流失，并将骨折风险降低20%~40%，如果在绝经后的前10年内开始这种疗法，其保护作用可能具有最大的潜力。此外，睾酮疗法也可能发挥作用，因为我们的血清睾酮水平与围绝经期和绝经早期女性的骨密度呈正相关（我们需要在这一领域进行更多研究）。在下一章中，我将讨论如何确定你是否适合激素替代疗法，以及如何与医生沟通。

冠状动脉粥样硬化性心脏病

冠状动脉粥样硬化性心脏病是一种特殊类型的心血管疾病，胆固醇和脂肪组成的斑块在动脉中积聚，减少流向心脏的富氧血液，这种疾病就会发生。血流量减少会损害心脏功能，并增加血栓和心脏病发作的风险。

冠状动脉粥样硬化性心脏病是女性死亡的主要原因。约在55岁，患冠状动脉粥样硬化性心脏病的风险会升高，而大多数这个年龄段的女性已经或即将绝经。这种风险的升高和绝经时间的重合并非巧合，因为众所周知，绝经会导致总胆固醇、低密度脂蛋白和甘油三酯升高，而这些都是心脏病风险因素。（如果你对绝经过渡期间胆固醇水平的急剧上升感到惊讶，相信我，不只是你一个人！）

绝经过渡期间，雌激素和孕酮水平的下降还可能导致一系列令人担忧的变化，对血管功能产生负面影响。当雌激素和孕酮减少时，血管收缩幅度更大；肝脏开始产生过多的凝血蛋白质，增加血栓形成的机会；血管内皮细胞产生的有助于血管系统放松、促进血液顺畅流动的激素也变少了。这些因素结合起来对心脏健康造成严重威胁。

了解自己的风险

如果符合以下条件，那么患冠状动脉粥样硬化性心脏病的风险就有可能升高：

- 有心脏病家族史；
- 患有高胆固醇、糖尿病或高血压；
- 有吸烟习惯或吸烟史，或者长期接触二手烟；

- 长期接触空气污染或其他环境毒素；
- 超重或肥胖；
- 缺乏运动。

还有一些与更年期相关的因素也会增加风险。对于绝经发生在45岁之前的女性，她们比45岁或更晚绝经的女性患心脏病的风险更高。如果因手术导致绝经，或者潮热和盗汗等更年期相关症状比较严重，那么患冠状动脉粥样硬化性心脏病的风险也会更高。

了解自己的指标

关于冠状动脉粥样硬化性心脏病，最令人担忧的是：第一，这种疾病一旦发生，就会导致血管破裂或严重到足以阻塞血流，但之前通常不会出现症状；第二，没有任何已经投入使用的冠状动脉粥样硬化性心脏病的高效筛查检测。这并不是说根本没有任何筛查项目可以做：每年一次的体检里包含血压、体重和胆固醇水平的检测，而这些指标的升高都能使患心脏病的风险升高。不过，这些项目并不能作为可靠的筛查检测，因为它们无法提供动脉内部的清晰照片。更可靠的检测是冠状动脉钙化积分检测，这是一种CT扫描（计算机体层扫描），可以检查冠状动脉中可能存在的钙质或斑块堆积的水平。冠状动脉钙化积分检测能够揭示冠状动脉粥样硬化性心脏病的存在或风险。

如果你的年龄在40岁以上，并且正在考虑开始使用激素替代疗法，而身上患冠状动脉粥样硬化性心脏病的危险因素也很多，那么我认为在开始药物治疗之前，有必要先做冠状动脉钙化积分检测。如果医疗保险无法报销，我也会考虑自掏腰包。

激素替代疗法提供的帮助

已证明，对于60岁以下、正处于绝经年龄边缘或者绝经未满10年的女性来说，激素替代疗法能够显著减少心血管疾病和各种原因造成的死亡。另一方面，如果在绝经10年之后才开始使用激素替代疗法，那么患心血管疾病的风险可能会升高；如果绝经超过20年，患心血管疾病的风险则会更高。这种巨大的差异是"时机假说"的一部分，它表明在不同的时机开始激素替代疗法，情况就会不一样（了解更多相关内容，请参阅第3章）。关键是，激素替代疗法作为许多疾病（尤其是心血管疾病）的预防手段的效果最佳。

胰岛素抵抗

胰岛素是胰腺产生的一种激素，能让你的细胞将你吃进身体里的食物作为能源来加以利用。它对于代谢功能十分重要，可以保持身体的基本运转。当胰岛素处于高峰时，你的代谢情况将会如下所述：

- 吃下食物，胃和小肠将其转化为葡萄糖（血糖）；
- 胰腺释放胰岛素，向细胞发出信号，命令它们把葡萄糖作为能源利用；
- 细胞收到信号，吸收自身所需的能源，逐渐耗尽血液中的葡萄糖；
- 胰腺停止制造胰岛素，直到下次进食为止。

如果出现胰岛素抵抗，细胞对胰岛素的敏感性降低，整个过程就会被破坏。若出现胰岛素抵抗，身体细胞对胰岛素的反应减弱，导致血糖水平升高。如果血糖长时间保持在高水平，则可能会出现慢性低度炎症。

我想说，胰岛素抵抗是代谢功能障碍这趟列车停靠的"第一站"，正因如此，我们要认真对待。如果不加以控制，胰岛素抵抗就会让你面临前驱糖尿病和 2 型糖尿病的风险。胰岛素抵抗也是我们所说的代谢综合征的门户，代谢综合征不仅会显著增加患 2 型糖尿病风险，还会显著增加患冠状动脉粥样硬化性心脏病和卒中的风险。代谢综合征包括血糖升高、甘油三酯升高、高密度脂蛋白胆固醇水平降低和高血压等症状。

由于雌激素水平在绝经过渡期间下降，我们更容易出现胰岛素抵抗。雌激素在葡萄糖代谢中起着重要的作用，缺乏雌激素会导致代谢功能障碍。雌激素水平下降所导致的胰岛素抵抗风险与年龄无关，这意味着，即使是提前绝经的年轻女性也有可能面临出现胰岛素抵抗的风险。信不信由你，我认为，胰岛素抵抗恰恰是一个用来矫正代谢的独特机会。在这个代谢"站点"恢复胰岛素敏感性，要比在出现更严重的前驱糖尿病和 2 型糖尿病时容易得多。

了解自己的风险

腹型肥胖（内脏脂肪堆积）和缺乏运动是产生胰岛素抵抗的关键风险因素。如果患有多囊卵巢综合征、睡眠呼吸暂停或脂肪性肝病，风险也会升高。某些药物可能更容易导致胰岛素抵抗，包括某些降压药、糖皮质激素以及用于治疗精神疾病或艾滋病毒的药物等。库欣病和甲状腺功能减退症等疾病也是风险因素。

了解自己的指标

每年进行标准血液检查无法发现胰岛素抵抗是否存在，而且早期症状可能并不明显。然而，如果你的胰腺达到了一个临界点，需要更多的胰岛素来应对胰岛素抵抗，而且胰岛素水平持续偏高，那么高甘油三酯症和高血压就有可能出现。如果你本身就有其中一种症状，或高密度脂蛋白胆固醇水平较低，或二者都有，那么你可能存在着代谢综合征的一种或多种特征，并且胰岛素水平较高。在这种情况下，你要对血糖水平时刻保持警惕。在我的治疗中，我会对所有患者的空腹血糖和糖化血红蛋白水平进行评估，如果存在某些危险因素，我会先检测空腹胰岛素并计算稳态模型评估胰岛素抵抗指数（HOMA-IR）的得分。稳态模型评估胰岛素抵抗指数是根据空腹胰岛素和血糖水平计算得出的分数。如果你认为自己可能存在胰岛素抵抗的风险，我建议你向医生要求做这项检测。

激素替代疗法提供的帮助

虽然这方面的研究仍在进展中，但最近的研究表明，雌激素疗法可能对绝经后女性具有胰岛素抵抗的保护作用。其他科学研究发现，与未使用激素替代疗法的女性相比，接受激素替代疗法的女性患 2 型糖尿病的比率降低 20%。然而，我仍然认为我们需要更多的研究，才能把激素替代疗法广泛应用于降低胰岛素抵抗和其他代谢紊乱。在那之前，通过改善生活方式等策略来扭转或降低胰岛素抵抗的风险就显得尤为重要了。我总是建议患者先从改善饮食并坚持锻炼入手，具体的细节我将在后文中讨论。

神经炎症

神经炎症是发生在大脑或脊髓中的炎症，它会损害认知功能所必需的神经细胞。当神经炎症发展成慢性时，反反复复的损伤可能会扰乱大脑的通信线路，并导致形成与阿尔茨海默病相关的斑块。

女性患阿尔茨海默病的可能性是男性的两倍，人们长期以来一直将其归因于女性比男性寿命更长，而且随着年龄的增长，患阿尔茨海默病的风险也会增加。但新兴研究发现了另一个影响因素：我们在绝经过渡期间所经历的剧烈的激素变化。这些变化，尤其是雌激素水平下降，会加剧神经炎症，而且据神经科学家莉萨·莫斯科尼博士（威尔康奈尔医学院/纽约长老会医院女性大脑倡议和阿尔茨海默病预防项目主任）称，还会随时间的推移加速女性大脑的衰老。随着女性的绝经，这种衰老会增加患阿尔茨海默病的风险。

雌激素水平的下降也可能是我们过多地遭受其他认知相关疾病影响的原因，例如多发性硬化（一种攻击大脑和脊髓的自身免疫病）、偏头痛和重度抑郁等。

了解自己的风险

如果患有高血压、高胆固醇血症、心脏病或 2 型糖尿病，那么患神经炎症的风险就会增加。这些病症具有促炎性，会直接损害心脏和血管的健康，而心脏和血管负责将必需的氧气输送到大脑。

随着年龄的增长，如果你的兄弟姐妹或父母被诊断出阿尔茨海默病，那么你患这种疾病的风险就会升高。拉丁裔和非裔美国人患阿尔茨海默病的风险也较高。

了解自己的指标

几乎每个经历绝经过渡期的人都会有炎症加剧的经历,包括大脑部分的炎症。这是雌激素水平下降的必然结果,我曾提到,雌激素在调节炎症方面起着至关重要的作用。它对于管理某些神经功能也至关重要。难怪绝经会影响思维清晰度、注意力集中、冷静程度以及其他与大脑相关的能力和行为。

不幸的是,没有任何获得批准的或是有效的检测能够检查出神经炎症。不过,我们可以通过关注更年期大脑相关症状的严重程度这种非科学手段,来衡量自己在雌激素水平下降影响下的认知状态,这些症状可能包括脑雾、健忘、焦虑和抑郁等。大多数女性都会不同程度地经历其中的一些症状。"当你想到众多更年期相关的症状实际上是由大脑引起的,而不是卵巢——包括潮热、抑郁、焦虑、睡眠障碍,甚至是脑雾,也就不足为奇了。"莫斯科尼博士说。

一般来说,随着雌激素水平趋于稳定,症状会好转,你会建立起一种绝经后期的正常状态(恢复到绝经前的状态是不太可能的)。然而,对于一些女性来说,认知能力下降会逐渐发展,最终可能导致痴呆。

如果你患阿尔茨海默病或其他认知类疾病的风险比较高,我强烈建议你去读一读莫斯科尼博士的《她脑使用手册》和《来吧,更年期!》。她在所有与更年期和认知健康有关的问题上,都提供了不可思议的信息。

激素替代疗法提供的帮助

目前尚无一项全面的研究表明激素替代疗法对所有接近绝经或处于绝经后期的女性的大脑具有保护作用。但一些研究表明，它对某些特定的群体是有效的，但不推荐其他群体使用。

我在第 4 章中提到的 2023 年发表的研究发现，与不使用激素的人相比，携带与阿尔茨海默病高风险相关的 *APOE4* 基因的人在接受激素替代疗法时，记忆检索的速度更快，脑容量也更大。

在 50 岁之前做过双侧卵巢切除术的女性使用激素替代疗法也显示出显著的神经保护作用，在绝经早期（通常为 50~60 岁）开始使用激素替代疗法的女性中，也呈现出一定的保护作用。然而，在绝经后期（通常为 65~79 岁）开始激素替代疗法的女性，认知能力下降和痴呆的风险则有所增加。这表明，与对心脏的保护作用一样，激素替代疗法的时机可能是决定其对脑细胞是否安全及有效的重要因素。

内脏脂肪堆积

大多数接近绝经或已绝经的女性都会经历身体成分的变化。这些变化是由腹部深处的内脏脂肪堆积所引起的，当你最喜欢的衣服变得紧绷或不舒服，或者身体开始变得陌生（比如梨形身材突然间变成苹果形身材）时，你会更明显地注意到这些变化。即使体重没有显著增长，这种"身材的变化"也可能会发生。

我的患者总是抱怨这种让人讨厌而且常常出乎意料的变化。女性常常会彻底陷入困境，抱怨医生即使给出建议，也仅仅是"管住嘴，迈开腿"这种模棱两可的建议。而我的方法则是向患者解释，一个有效的改善方法需要比这样的简单指示更加具体，并且我还会强调，如果不采取措施来应对内脏脂肪的堆积，它所产生的影响会带来怎样的后果。我要明确的是，我并不是不鼓励你去接受自己不断变化的身体——你应该接受自己的身体以及它为你所做的一切！但这并不意味着我们对可能造成严重后果的变化放任不管。下面让我们看看内脏脂肪的堆积会对你的健康造成怎样的影响。

腹部脂肪基本上有两种类型。皮下脂肪是一种更多地存在于体表的腹部脂肪，你能把它捏起来。无论你对它抱着怎样的态度，从健康的角度来看，只要摄入的脂肪不过量，这种脂肪相对是无害的。另一种是内脏脂肪。内脏脂肪是一种藏在腹部深处的脂肪，它包裹着胃、肝脏和肠道，并对这些器官和附近的其他器官的功能产生负面影响。内脏脂肪被认为是一种有害的"活性"脂肪，因为它会释放促炎症蛋白质，最终可能导致慢性低度炎症。

当内脏脂肪细胞向体内释放破坏性蛋白质时，可能导致组织发炎、血管变窄、低密度脂蛋白胆固醇水平升高和胰岛素抵抗等。这些因素与罹患动脉粥样硬化（斑块）、认知障碍、心血管疾病和 2 型糖尿病的风险增加有关。

问题是，随着年龄的增长，特别是当我们接近或进入绝经期以后，我们的内脏脂肪更容易堆积。研究人员尚未确定为什么会发生这种情况，但这似乎是多种因素综合作用的结果，包括正常衰老、饮食和活动水平的变化、睡眠质量下降，以及雌激素水平下降——它是脂肪的关键调节因子。随着我们的雌激素水平在绝经过渡期间下降，增加的脂肪类型会发生变化，我们增加的体重更有可能由内脏脂肪组成。一项研究确定，绝经前女性的内脏脂肪占全身脂肪的 5%~8%，而绝经后女性的内脏脂肪可能占全身脂肪的 15%~20%。鉴于内脏脂肪与疾病之间的联系，这个百分比应该引起我们的警惕，并激励我们采取行动。在后文中，我将展示一些我发现的最有效的对抗内脏脂肪堆积的策略。

了解自己的风险

由于摄入热量过多（相对活动量较小）、日常久坐以及长期承受压力，皮质醇（一种可促进腹型肥胖的应激激素）的产生就会增加，因此你在一生中始终存在内脏脂肪堆积的风险。而且很明显，中年时期雌激素水平下降对于腹部深处的脂肪储存发挥了重要作用。

了解自己的指标

内脏脂肪无法在体重秤上以数字形式显示，这就是为什么它很难测量。但老实说，我可以不用体重秤来衡量自己的情况，而且我也不会向患者推荐使用体重秤。我认为我们花了太多时间关注体重秤上的数字或是对抗脂肪增加，我从前就是这样做的。现在我必须努力训练大脑，不再把体重秤作为衡量身体成分的标准（我如今更喜欢关注自己有多少肌肉——请参阅下文，了解为什么要这样做）。

获得内脏脂肪近似值的最简单且最便宜的方法就是计算腰臀比。这虽然不能提供精确的内脏脂肪百分比，但可以帮助你了解身体可能因激素水平变化而发生哪些变化。要计算腰臀比，请先找来一个卷尺，然后：

- 测量腰部最细处的腰围，通常在肚脐上方；
- 测量臀部最宽处的臀围；
- 将腰围除以臀围来计算腰臀比；
- 对照以下图表来判断自己是否有可能会增加健康风险的腹型肥胖：

健康风险	腰臀比（女性）
低	≤0.80
中等	0.81~0.85
高	≥0.86

你也可以寻求诊所或专业医师的帮助，他们可以提供一种测量身体成分的分析检测。比如双能X射线吸收法扫描（可以查

看骨密度、内脏脂肪和肌肉质量），或InBody人体成分分析仪扫描等（更多相关信息，请参阅下一章）。

激素替代疗法提供的帮助

关于激素替代疗法及其对腹型肥胖影响的研究已经取得了一些积极的成果。它已被证明能有效降低内脏脂肪水平，并有助于预防绝经早期女性与年龄相关的体重增加。需要注意的是，一旦停止使用激素替代疗法，对体重增加的积极调节作用似乎就消失了，这样一来，其他策略就变得必不可少了。

肌少症

绝经过渡期间发生的另一种身体成分变化（通常与内脏脂肪堆积同时发生）是去脂体重或肌肉质量进行性流失，最终会导致肌少症。肌少症是一种与年龄相关的进行性疾病，特征是骨骼肌质量、力量和功能丧失，通常导致身体机能下降，跌倒和骨折的风险增加，从而影响整体的生活质量。

在接近绝经时或绝经后，你的肌肉力量和质量下降，这一过程是由炎症加剧（部分原因是内脏脂肪堆积）、衰老、胰岛素抵抗和雌激素流失所致。雌激素在肌肉组织的维护中发挥着重要作用，这与其在骨骼重塑中的作用类似：它有助于肌肉组织的再生和重建。因此，当更年期雌激素水平下降时，肌肉质量也会开始下降。肌肉质量进行性流失会导致活动能力和力量的下降、脂肪量增加，以及代谢的每况愈下。随着年龄的增长，肌肉质量进行性流失还会增加跌倒和骨折的风险。

了解自己的风险

肌少症临床常见于 65 岁及以上的人群，但开始发生肌肉流失的时间要早得多，大约在 30 岁。30 岁以后，据估计我们每 10 年就会损失 3%~5% 的肌肉质量，而绝经后流失速度加快至 10%。绝经后患肌少症的风险会上升，其他危险因素还包括 2 型糖尿病、吸烟、缺乏运动和营养不良等。

了解自己的指标

目前针对肌少症没有可靠的筛查检测，很遗憾，这种症状只有到了相当严重时才能被诊断出来。如果医生怀疑你有患肌少症的风险，他们可能会检测你的握力和小腿围，最后通过 CT 扫描来评估你的肌肉质量。

你也可以找一家能提供身体成分的扫描检测的诊所或专业机构，也许是双能 X 射线吸收法扫描，可以用于测量骨密度、内脏脂肪和肌肉质量。我的诊所提供一种类似的名为 InBody 人体成分分析仪的扫描工具来测量患者的肌肉质量，以及患肌少症的风险。

最后，我认为任何人都不应该等待检测结果来确认是否患有或存在肌肉减少症风险，我们最好知道，随着年龄的增长，肌肉流失是无法避免的。因此，越早采取措施维持肌肉质量，你才能越健康。

激素替代疗法提供的帮助

研究发现，激素替代疗法对肌肉质量和力量具有显著的积极影响。具体来说，激素替代疗法已被证明可以增加肌肉中的雌激素受体，并有助于改善肌肉的力量、收缩力和成分。对于在绝经后尽快开始使用激素替代疗法的女性，这些疗效最为明显。我们将在后面的章节中讨论更多更年期对抗肌肉质量或力量损失的策略。

无法忽视的健康风险

更年期所经历的一切，都是从卵巢功能衰退及其导致的雌激素（以及其他一些关键的激素，但迄今为止雌激素的影响最大）分泌减少开始的。雌激素的流失会导致一系列明显的症状，因此，找对方法让自己感觉更好是非常重要的。然而，我想确保我们在关注症状时，不会忽视正在发生的那些不为人知的变化，它们可能导致我们的体内系统逐渐向功能障碍和疾病转变。在更年期，我们必须优先预防骨质疏松症、冠状动脉粥样硬化性心脏病、胰岛素抵抗和前驱糖尿病、神经炎症、内脏脂肪堆积和肌少症（肌肉质量流失）等。我们能否长寿与这些密切相关！

第 7 章
揭秘不为人知的激素疗法

40岁就绝经了？这可能发生在我身上吗？5个月来，我的月经周期是每21天一次，然后突然就没有了！我做过妊娠试验，呈阴性。后来，潮热就开始像熊熊烈火一样袭来。夜晚，我不得不起床更换被汗水打湿的睡衣和床单，而我的丈夫则呼呼大睡，完全没有注意到我正在经历的痛苦。我的全科医生建议我等到一年后再来复诊，那时她才会考虑使用激素替代疗法。她对我说："既然你有跑步的习惯，想必你的骨头足够硬实。"我惊呆了，这是你要说的吗？这意味着骨质疏松症、心血管风险以及大脑和心理健康问题的开始吗？我的医生并没有透露给我任何细节，她没有告诉我，这将是一次像过山车一样起伏不定的经历。一年来，我遭受着不必要的潮热、脑雾、性欲低下、焦虑和恐慌的折磨。我到底怎么了？直到"达到了绝经的自然年龄，也就是50岁"时，她才给我使用激素替代疗法。我立刻就感觉非常好！值得庆幸的是，另一位医生也给我使用激素替代疗法。我现在54岁了，仍在使用它。

——苏·D.

好吧，是时候行动起来，深入了解激素替代疗法的细节了。这个主题很大，所以我会重点关注问题最多的领域，包括不同类型的激素替代疗法、用药方法的选择、何时开始和停止用药，以及它们分别适合什么样的人使用等。

这一章的目标是建立一个信息基础，让你更好地了解激素替代疗法的选择，并在向医务人员寻求支持时为自己争取权益。我认为，为了达到这一目标，我们必须先了解一些关于激素的基础知识。

写给医疗保健专业人员的说明

我知道可能有医疗保健专业人员正在阅读本章，因为你从未被教导过如何开出激素替代疗法的处方，并且想要学习相关内容。也可能是你的患者向你寻求指导，你只是想更多地了解这一主题。我希望本章中的信息对你有帮助，但要注意的是，我在这里并不是要提供临床指南或告诉你如何行医。但是，我绝对鼓励你了解一下北美更年期协会的认证计划。如果你是持有执照的医疗保健从业者，例如医师、医师助理、执业护士、护士、药剂师或心理医生，那么你可以申请参加培训项目并通过考核，成为认证的更年期从业者。

如果你只是将更年期护理作为自己提供治疗的一部分，却不打算取得更年期协会的认证，也不打算对患者的围绝经期或绝经期进行筛查并提供治疗方案（这些方案不应仅限于口服药物治疗），那么，你或许应该考虑将更年期护理从你的执业范围中去除。

激素是什么？

激素是一种化学信使，它告诉你的细胞该做什么。细胞的内部或表面的受体使它们能够接收来自激素的信息并遵循它们所传递的指令。这些指令可能是代谢储能物质、重建组织或执行其他至关重要的保持身体机能处于最佳状态的任务。当激素水平因疾病、年龄或绝经过渡期而下降时，细胞和组织也许等不到这样的指令，那些重要的任务也就无法完成——麻烦就这么产生了。

激素从何而来

人体依靠许多系统来维持正常运转,其中一个称为内分泌系统,由垂体、松果体、下丘脑、甲状腺、肾上腺、胰腺、睾丸和卵巢组成。这是一个专业的激素团队,负责产生和释放几十种激素,几乎影响体内的每个细胞和功能。在绝经过渡期间,你的下丘脑-垂体轴的激素调节活动显著改变,最终导致雌激素等关键激素水平波动。

哪些激素与绝经最相关?

更年期,身体中的三类主要激素都会自然减少:雌激素、孕酮和雄激素。下面让我们深入了解这三类激素。(别紧张,本章末尾没有测试题!我只是想让你熟悉激素替代疗法研究中可能会出现的术语。)

雌激素

我们总是将雌激素视为一种激素,但实际上人体会产生 3 种主要的雌激素:雌二醇、雌三醇和雌酮。每一种都对身体的某些功能有不同影响。

雌二醇是卵巢在生殖期或绝经前分泌的主要雌激素,绝经后分泌量几乎为零。它是生物活性最强和作用最显著的雌激素,这意味着它对身体的影响最大。大多数情况下，我们提到的雌激素指的就是雌二醇。

雌三醇是由妊娠期间发育的胎盘产生的，在未怀孕的个体中大多检测不到。即使水平较低，它也能调节骨代谢和脂质代谢。

雌酮被认为是活性最弱的雌激素，主要由卵巢少量分泌。当更年期卵巢分泌的雌酮开始减少时，身体有一个解决方法：让肾上腺释放更多可以被脂肪组织转化为雌酮的物质。由于这种创造性的替代生产方法，雌酮在绝经后成为体内最重要的天然雌激素。在绝经后，雌酮对减缓骨质流失有一点儿作用并有助于组织修复，但它无法完全替代雌二醇。

孕酮

孕酮由排卵后的卵巢和妊娠期间的胎盘产生。在你处于生育年龄期间，它最重要的工作是让子宫做好支持和维持妊娠的准备。它在维持我们的情绪和优化睡眠质量方面也具有重要的功能。绝经后孕酮的减少与抑郁、焦虑和失眠程度的增加都有关系。

在激素替代疗法中，你可能会听到"孕激素"这个词。它包含了生物同质性孕酮和合成孕酮，它们是仿照天然孕酮特性人工合成的物质。它们很接近人体自身产生的激素，但本质上并不相同。

雄激素

　　雄激素主要由卵巢和肾上腺分泌（也有少量由脂肪和其他组织产生）。其中最重要的是睾酮、雄烯二酮和脱氢表雄酮（DHEA）。虽然雄激素通常与男性和男性特征的发育有关，但它们在能量、情绪、性欲、肌肉张力和质量方面对每个人都起着至关重要的作用。当我们逐渐接近绝经并最终卵巢功能衰竭时，雄激素的水平会下降，可能导致抑郁情绪、性欲减退和疲劳感增加等症状。进入绝经过渡期，雄激素的分泌逐渐减少，但并不会完全耗竭。也就是说，如果没有进行双侧卵巢切除术，它可以在绝经后继续分泌。切除卵巢将导致睾酮水平迅速下降，尽管肾上腺仍然在产生脱氢表雄酮和雄烯二酮，睾酮的缺失仍然可能引发更严重的症状。如果需要切除双侧卵巢，那么睾酮的缺失正是你应该认真考虑激素替代疗法的原因之一。

定义激素替代疗法

　　你或许已经注意到了激素疗法有很多名称。一些专家使用"激素疗法"这个术语，它曾经被称为"激素替代疗法"。我更喜欢使用"绝经激素疗法"作为一个广义术语来描述围绝经期和绝经后激素替代品的使用。

疗效与风险比率

使用激素替代疗法最重要的考虑因素是每个人的疗效与风险比率。对于激素疗法的理想对象来说，它的益处将大于风险。由于雌激素替代疗法可以为更年期女性带来最大的疗效，因此我们应该在这个前提下讨论风险问题。在理想情况下，医生会把你作为个体来提出问题：为我的患者使用雌激素有哪些风险？降低风险的策略是什么？如果你有子宫，那么永远不能单独使用雌激素，因为无拮抗雌激素存在着导致子宫内膜增生和引发癌症的风险。降低这种风险的方法是同时服用孕酮和雌激素。如果你的医生不支持这种联合疗法，请立即更换一位医生。

我会在后文中详细介绍这一点，以及如何确定自己是否适用激素替代疗法。

何时考虑"替代"你的激素

如果你出现了更年期相关症状，你可以在更年期的任何时候开始激素替代疗法，而且越早越好。是的，这意味着围绝经期就可以开始使用激素疗法，而且你可以在月经停止前就体验到它的疗效。围绝经期雌激素和孕酮水平的波动通常会导致潮热、盗汗、情绪波动和月经不调，而激素疗法对于减轻这些症状和提高生活质量非常有效。这就是为什么我的患者只要出现任何症状（包括处于围绝经期时），我都会向她们推荐绝经激素疗法（对个人而言利大于弊）。

那么，如果没有症状并且感觉良好呢？你或许也应该考虑使用激素疗法，因为它能提供潜在的健康益处（保护大脑、心脏、骨骼、阴道和膀胱，还能降低因任何原因死亡的风险）。同样，时机也至关重要：对于一些女性来说，开始治疗的时间太晚不仅不会给心脏或大脑带来任何好处，还可能使这些器官中现有的疾病进一步恶化（见第3章中讨论的"时机假说/健康细胞假说"）。

目前还没有规定停止使用激素疗法的建议年龄或治疗的持续时间，但我再次强调，在理想情况下，应该在围绝经期开始之后每次就诊时都询问风险与疗效的问题。无论喜欢与否，我们都会衰老，这个动态的过程会给我们的身体带来变化，需要我们重新审视最好和最安全的策略可能是怎样的，从而最大限度地减少更年期相关症状和健康风险。

避孕药和激素替代疗法之间的区别

避孕药（通常称为"联合避孕药"）和激素替代疗法具有相同的基本激素（雌激素和孕酮）组成，这就是为什么许多患者前来询问她们是否可以继续服用避孕药。它们之间的主要区别在于剂量。激素替代疗法是为了控制更年期相关症状而开发的,而避孕药是为了抑制排卵和防止怀孕开发的,后者需要更高的剂量。当我看到人们一边在社交媒体上将激素避孕妖魔化为"危险",一边却第一个站出来鼓励激素替代疗法时,我不得不怀疑他们是否真正理解其中的区别。

对于一些处于围绝经期的人来说,服用抑制排卵剂量的避孕药可能是缓解症状的首选方法。例如,如果我的病人月经过多或月经周期严重不规律,在排除了其他原因之后,我通常会用激素避孕药来为她抑制排卵。还有一些仅含孕酮(不含雌激素)的避孕方法,在特殊情况下可用于缓解围绝经期症状。

这意味着,如果你正在经历围绝经期症状,可以选择根据自己的健康史、症状和偏好定制你的治疗方案。如果无法联系到消息灵通的医疗机构,请继续尝试寻找——它们就在那里!你还可以访问我的网站查找本地医疗机构。

激素疗法的类型

合成激素与生物同质性激素

在激素疗法领域有很多术语,可能会造成严重混淆。你能听到各种常规的、传统的、自然的、不自然的词汇……这样的例子不胜枚举。我认为对激素替代疗法的类型进行分类，最简单的方法是像你的身体一样理解它们：合成激素或生物同质性激素。

合成激素是由化合物制成的。它们与体内原始的性激素分子结构不同，因此你的身体会将它们转化为可利用的形式。

通常，生物同质性激素由来自植物的天然成分制成。它们在结构上与人体自然产生的激素相同。

合成激素和生物同质性激素都是在实验室中制造的，但我更喜欢为我的患者提供生物同质性配方，因为对我来说，"用自然的产物去治疗自然的症状"是有意义的。至于绝经激素疗法，生物同质性激素的"菜单"上可供选择的有雌二醇、孕酮和睾酮。

今天，生物同质性激素疗法可分为两个大类：复合生物同质性激素疗法和经美国食品和药物管理局批准的生物同质性激素疗法。了解它们的不同之处很重要。

两种生物同质性激素的差异

复合生物同质性激素疗法使用在复合药房中混合和制备的激素。这种类型的激素疗法被认为是针对个人定制的，因为医生可以调整激素剂量和形式（例如乳膏、凝胶、胶囊、锭剂等）。

问题在于，复合药房不像药品制造商那样受到严格监管。

不同药房的质量控制可能有所不同，并且存在剂量不一致或污染的情况。这引起了人们对复合激素制剂的安全性、纯度和稳定性的担忧，因此美国食品和药物管理局未批准这些处方。也是由于这个原因，复合激素通常不在保险范围内，必须自付费用。

获批的生物同质性激素疗法的激素由制药公司按照严格的监管指南进行商业生产。作为一种标准化药物，它们的剂量和形式都很精确（这意味着它们不允许定制）。这种类型的激素疗法只能通过处方提供，通常保险可覆盖。这些获批的激素产品需要经过严格测试（通常涉及大量患者试验），并且在剂量和质量方面始终很稳定。

我认为，复合药房提供定制服务这一点非常棒，如果经过监管的方案对我的患者不起作用（例如她们有过敏史或需要定制剂量等），我就会建议复合疗法。然而，我建议对复合激素比非复合激素更好或更安全的说法提高警惕。美国食品和药物管理局曾针对多家复合药房的虚假、未经证实的宣传发出过警告信，它们声称含有雌三醇的复方生物同质性激素的治疗方案（例如BiEST和TriEST）比获得批准的其他雌激素方案更安全。这些产品含有20%的雌二醇和80%的雌三醇，由于雌三醇是一种较弱的雌激素，因此这一比例对乳房或子宫组织来说更安全。我完全赞成降低风险，但不幸的是这一说法并未得到临床试验的支持，而现实的情况是，雌三醇对乳房和子宫内膜确实有刺激作用。

复合药房的另一个问题，是它们给那些推动不可靠的激素测试的人创造销售的机会。有些医师会推荐使用唾液或尿液检测来帮助他们推广激素疗法的定制处方,即患者需要自付数百美元进行干尿综合激素检测,而这些完全依赖于复合药房。然而,他们使用的激素检测并不能作为确定患者最有效剂量的准确方法。这是因为你的激素水平每天都在变化,而且在绝经过渡期间变化幅度可能会很大。因此,在人生的这一阶段,根本没有办法根据随时波动的激素水平去确定一个正确的剂量。更明智的策略是在使用经过官方批准的药物时,尽可能从最低剂量开始,然后等待三四周,看看症状是否有所改善。如果没有改善,那就需要对剂量以及药物做出调整。

激素疗法药物给药系统

我们在前文介绍了用于激素替代疗法的激素及其制造方法。另一个需要考虑的关键因素是使用什么样的给药系统。理想的情况下,医生会与你讨论给药系统的选择,并提出一些最适合你的治疗类型的建议。然而,由于众多的女性告诉我,她们甚至连讨论激素替代疗法的机会都没有,所以我可以绝对确定她们并不了解所有的可选项。因此,我会在这里提供比你所需还多的详细信息,我希望你了解自己可以有什么选择,以及可以提出哪些问题来更好地为自己争取利益。

雌激素

雌激素替代疗法可以通过两种方式输送到体内：全身性药物治疗和局部用药（阴道）。

全身性药物治疗

全身性药物治疗通过片剂、乳膏、凝胶或贴片等形式将药物输入血液，作用于全身的组织。由于具有全身效果，这种方式的效果更明显，但可能会增加副作用的风险。全身性药物治疗有多种不同的药物输送形式。

口服形式的药物如下：

- 片剂：这是一种最方便的方式，但由于对肝脏有影响（请参见后文补充内容），因此会稍微增加凝血、高血压和甘油三酯异常的风险。

也有多种非口服的形式，有些经过美国食品和药物管理局批准，有些则未经批准。

经过批准的药物有：

- 贴剂：用黏合剂贴在皮肤上；
- 凝胶：每日涂抹在皮肤上；

- 宫内节育器：置入子宫内，连续佩戴 3 个月；
- 喷雾：每日喷于皮肤上；
- 注射剂：长效雌激素注射剂中的环戊丙酸雌二醇和戊酸雌二醇可以以液体的形式进行肌肉注射。通常，这些药物由专业医护人员每 3~4 周注射一次。由于费用和操作不便等问题，我不会为患者开这一类药物。

未经美国食品和药物管理局批准的药物有：

- 霜剂：定制调配，每天涂抹到皮肤表面，通过皮肤吸收；
- 植入剂：预先装填睾酮（雌激素）并注射到皮下，每三四个月更换一次。有关植入剂的更多信息，请参阅后文的补充内容；
- 锭剂：锭剂类似于含片。它可置于口腔内壁和牙龈之间，那里的表皮黏膜非常薄。它在这里逐渐溶解，其中的活性成分将直接释放到血液循环系统中。

口服雌激素的风险

口服药物会先经过消化系统，之后进入血液循环。口服的雌激素药物在到达身体的其他部位之前先由肝脏处理。肝脏中的这种初级加工称为"首过效应"。这种口服雌激素和肝脏优先的处理途径存在着一些明确的风险，包括：

- 高血压：口服雌激素会导致血液中某些蛋白质的含量升高，从而可能中断正常的血管功能，并导致血压升高。
- 凝血风险增加：雌激素在肝脏中进行处理会使促进血栓形成的物质增加，血液变成促凝血状态。如果血栓形成过多，可能导致深静脉血栓（腿部血栓）、肺栓塞（肺部血栓）或血栓形成性卒中等疾病风险增加。

在衡量适合的激素替代疗法时，医生对于个人风险因素的评估非常重要。由于以上提到的风险，我通常不推荐口服雌激素，尤其是在患者存在凝血障碍或高血压或有相关遗传史（已用药物控制）的情况下。相反，我喜欢开非口服的雌激素，例如皮肤贴剂、凝胶或宫内节育器等，这些药物被证明更安全，因为它们不经过肝脏就直接进入血液。

局部用药

局部用药主要是外用或置入阴道。局部使用的激素替代疗法的剂量较低，风险通常很低甚至没有风险，用于直接治疗更年期相关的阴道和泌尿系统症状。阴道用雌激素完全可以与全身性雌激素一起使用；事实上，我的很多病人都是这样做的！我建议所有存在阴道萎缩迹象的患者将阴道用雌激素作为一线治疗方案。局部用药可能包括以下形式：

- 乳膏：每周至少阴道用药一次。大多数女性的耐受性都很好，但对某些女性来说，含有酒精成分的基质可能具有刺激性。
- 片剂：置入阴道，每周至少一次。
- 宫内节育器：置入子宫内，每三个月一次。我喜欢这种方式，因为它非常方便且耐受性良好，但很少有保险公司承保。
- 栓剂：经美国食品和药物管理局批准，置入阴道，每周至少一次。

以上所有药品均有官方批准和复合药房提供的两种类型选择。

"量身定做"的雌激素

如果你患有乳腺癌，或者是雌激素受体阳性乳腺癌（ERPB）的高风险人群，并且正在寻求缓解更年期相关症状的方法，你的医生可能会推荐"SERM"（选择性雌激素受体调节剂），例如他莫昔芬或雷洛昔芬。这类药物的作用是阻断雌激素在某些组织中的作用，并在其他组织中发挥雌激素的疗效。例如，它们可以阻断雌激素对乳腺组织的影响，而不会增加骨骼或子宫内膜等其他组织的风险，某些乳腺癌治疗就应用到了这一功能。

符合以下条件的患者也可以使用SERM：

- 有骨质疏松症风险但不能服用雌激素。可用药物：雷洛昔芬。
- 有血栓病史或心血管事件风险较高。可用药物：雷洛昔芬。
- 出现阴道症状，例如干燥、瘙痒或性交疼痛，并且不适合使用外用雌激素。可用药物：口服奥培米芬。
- 对激素替代疗法有个人偏好或禁忌。可用药物：巴多昔芬，一种将雌激素和用于保护子宫的巴多昔芬相结合的选择性雌激素受体调节剂。对于孕酮不耐受的患者来说，这是一个不错的选择，因为它还可以保护子宫内膜，从而消除对孕酮的需求。

孕酮

孕酮在围绝经期和绝经后期的激素疗法中起着至关重要的作用，如果你有子宫，那就必须把它和雌激素替代疗法结合使用。雌激素对子宫内膜有增厚的作用，如果不受抑制，子宫内膜可能会发生异常改变。加入孕酮是为了直接对抗雌激素对子宫内膜的影响，有助于抵消风险。孕酮还可以帮助缓解潮热、头痛、盗汗、情绪波动和阴道干燥。我在前文中提过，孕酮包括生物同质性孕酮和合成孕酮。

孕酮的处方有若干种开法，其中有一种叫作"序贯疗法"，即在某一时间段内（例如每月 10~14 天）服用孕激素，来模拟排卵后发生的自然孕激素激增。我没有在治疗中使用过，因为我发现这种方法太复杂，并且可能导致不规律给药。我建议持续治疗，即每天服用孕激素。孕激素对睡眠也非常有帮助，即使对于那些子宫切除或者正在使用含孕激素的宫内节育器的患者来说不是"必需的"。各种治疗方案（孕酮喷雾剂、栓剂、口服剂型和锭剂）都可以混合使用。

口服剂型（片剂）包括：

- 口服微粒化孕酮：生物同质性制剂；
- 合成孕酮：通常与雌激素联合用于激素替代疗法或复方口服避孕药。你也可以选择仅含孕激素的口服避孕药。

非口服形式包括：

- 经皮霜：仅由复合药房提供的乳霜；
- 贴剂：经美国食品和药物管理局批准，通常将合成孕酮与雌激素结合使用，用于激素替代疗法，或制成复合型避孕贴片；
- 注射剂：未经美国食品和药物管理局批准的以油为基质的孕酮；
- 阴道外用凝胶：经美国食品和药物管理局批准，通常用于生育目的；

- 含孕激素的宫内节育器：将孕激素直接释放到子宫内，降低子宫内膜的异常风险。不能用于全身治疗，只能用于局部治疗。

经皮孕酮：保护性不足

经皮使用的生物同质性孕酮是一种乳膏状的复合型孕酮，可涂抹在皮肤上。这种药物在一些医师之间广泛使用，但我不会给患者开这种药物，因为这种形式的孕酮与雌激素替代疗法结合使用时，不能提供足够的保护来预防子宫内膜增生和癌症。这是因为孕酮的分子很大，很难通过皮肤吸收。研究表明，孕酮分子通过皮肤进入体内的量不足以抵消雌激素疗法对子宫的作用，从而增加患子宫内膜增生和癌症的风险。

雄激素

睾酮

理想情况下，美国食品和药物管理局应当批准女性使用适当剂量的睾酮类药物，使这种激素容易获取和开处方，并且在保险范围内，然而……好吧，那个理想的世界还不存在。鉴于睾酮已被证明能够改善更年期女性的性功能、肌肉张力和质量、疲劳和骨骼健康等，我们希望有一天它能被批准使用。在那之前，包括我自己在内的许多医生都在为一些更年期患者开一些非常规的睾酮类药物。

对于我的许多患者来说，复合睾酮霜已被证明是最好的选择。其他医生可能还会建议皮下植入睾酮（见下面的补充内容），或锭剂形式的舌下和口腔（牙齿和牙龈之间）含服制剂等。

至关重要的是，无论以怎样的方式将睾酮输送到体内，一旦决定使用这种药物，就要定期监测不良反应，避免超出体内自然剂量服用。

大多数形式的口服睾酮未经批准，并且由于可能引起重度肝脏毒性而不宜使用。十一酸睾酮是一种更安全的口服选择，已有研究显示它对更年期女性的性欲减退障碍有改善作用。

非口服形式包括：

- 注射剂：已获批准用于在有限医疗条件下的男性，但不适用于女性；
- 贴剂：已获批准用于男性，没有针对女性的较低剂量；
- 凝胶：已获批准用于男性，有针对女性的较低剂量；
- 霜剂：未获批准的复合制剂，通常需涂抹在大腿上，每天一次；
- 植入剂：仅有复合制剂（见下文）。

Biote植入剂是怎么一回事?

市面上有一种流行的睾酮疗法,叫作Biote。Biote是一种植入剂,需要在臀部区域做一个小切口,将植入剂置入。通常,人们觉得这种方法很有吸引力,因为不需要定期使用霜剂,但也需要考虑许多风险因素和副作用。

睾酮植入剂的主要风险与它们可以提供的所谓的超生理剂量有关,并且可能导致女性体内睾酮水平远远超出自然状态下的正常水平。事实上,Biote生产商的目标是使女性血清总睾酮水平达到150~250 ng/dL(纳克每分升),而正常的健康水平为15~70 ng/dL。我的诊所的一些患者,在植入Biote几个月后,睾酮水平持续高于300 ng/dL(男性的睾酮水平为260~1 000 ng/dL)。目前没有一项对照研究或证据支持女性拥有如此之高的睾酮水平。女性睾酮水平高于正常值可能会导致:

- 多毛症、声音低沉、阴蒂肥大;
- 皮肤出现痤疮,皮脂分泌旺盛;
- 情绪波动、易怒、出现攻击性;
- 低密度脂蛋白胆固醇("坏胆固醇")升高,高密度脂蛋白胆固醇("好胆固醇")降低,增加患心脏病的风险;
- 肝损伤、肝脏肿瘤或两者并发,脂肪肝、转氨酶升高;
- 月经不调或闭经;

- 血栓风险增加；
- 内脏脂肪堆积。

你的医生可能会给你开出生理剂量（使你达到正常健康女性水平的剂量）的睾酮，让你的睾酮水平恢复"正常"，这样能够降低健康风险。你或许会因性欲减退症或性功能障碍而服用睾酮，或因疲劳、骨质疏松症或肌少症而使用睾酮。问题在于，睾酮疗法对女性来说仍然相对较新，我们还没有真正掌握女性在整个更年期过程中的"正常"水平，以及对这种补充激素的长期耐受性如何。如果与医生讨论的结果是补充睾酮，那么请确保之后定期接受血液检查，来确定你的睾酮水平。

脱氢表雄酮

脱氢表雄酮是一种类固醇激素，主要由肾上腺产生，少量由卵巢产生。脱氢表雄酮作为雌二醇的前体，最初转化为雄烯二酮，通过体内的酶促过程进一步代谢为睾酮和雌二醇。人们对补充脱氢表雄酮辅助缓解更年期相关症状越来越感兴趣（我被问到很多关于这个话题的问题）。

有研究表明，阴道内补充脱氢表雄酮有助于缓解更年期阴道疼痛或不适。它还被证明有助于缓解潮热和盗汗、支持免疫功能、增加肌肉质量，并且可能有助于减少骨质流失。然而，对于它是否对心血管疾病、胰岛素敏感性、认知功能或肾上腺功能不全等有疗效，目前尚无定论。

我们还没有掌握脱氢表雄酮能提高睾酮水平的证据。因此，目前我不建议我的患者口服其补充剂来提高睾酮水平。如果决定通过治疗提高睾酮水平，我会开出睾酮处方。

口服形式的脱氢表雄酮（片剂）未经美国食品和药物管理局批准，因此仅作为非处方的补充剂出售。

脱氢表雄酮也有非口服形式，作为阴道栓剂出售。普拉睾酮阴道栓经批准用于治疗中度至重度性交疼痛，这是外阴和阴道萎缩的症状。

关于二吲哚甲烷的建议

二吲哚甲烷（DIM）是一种在西蓝花、花椰菜和抱子甘蓝等十字花科蔬菜中发现的化合物。人们现在感兴趣的是，特别是在综合医学领域，以补充剂形式使用浓缩剂量的二吲哚甲烷可以"平衡"激素，并有希望缓解更年期相关症状。目前尚没有确凿的证据来支持这种应用，这就是为什么我不向我的患者推荐它。二吲哚甲烷能够解决激素问题或预防癌症是一个十分大胆的主张，我建议人们谨慎对待——我们对它还不够了解。

我认为，服用可能有益的东西的确很吸引人（即使它们没有经过科学证明），但重要的是注意可能存在未知的副作用和风险。对于某些人来说，二吲哚甲烷补充剂可能导致胃肠道不适、头痛或过敏反应，还会干扰某些药物的作用，尤其是由肝脏代谢的药物。在出现更有力的科学证据支持二吲哚甲烷可以以补充剂的形式使用之前，我建议你直接从十字花科蔬菜本身获取每日的二吲哚甲烷——它们更安全，而且味道也更好。

激素替代疗法入门：配方和剂量

  你的医生或药剂师有责任帮你确定最合适的配方，但我想明确一件事：作为患者，你有许多种被美国食品和药物管理局批准的选择。如果医生只提供给你一种选择，那么你需要询问原因，并考虑你的医生是否能从这笔销售中获利。如果医生给出的答案不够直接，甚至闪烁其词，那么请考虑换一位医生。

  我在问诊时会与每一位患者讨论可能的激素配方（当然，我是根据每个人用药的形式和相关检测结果来确定处方的），但我也有自己的"首选"配方。这些是根据患者的消费成本、便利性和安全性来选择的。它们包括：

- 雌二醇贴片：通常由保险公司承保，自费也有各种优惠券。每月平均费用约30美元。

- 口服微粒化孕酮（用于子宫完整的患者）：通常由保险公司承保，对于自费患者也有各种优惠。每月平均费用约 10 美元，非标准剂量的费用更高。
- 复合睾酮霜：保险不覆盖。每月平均费用约 30 美元。

当谈到激素替代疗法时，剂量的作用十分重要。剂量太小可能没有效果，剂量太大则可能增加不良副作用的风险。不幸的是，理想剂量并没有通用标准，但也存在一些根据不同患者类型所制定的药物剂量使用指南。

一般来说，距离绝经 10 年或以下的患者，在服用较高剂量的激素时，往往会获得更好的改善效果。而绝经 10 年以上的患者则更适用于较低剂量。她们在使用剂量较低的疗法时会表现良好，因为（但愿）她们的症状比绝经早期可能经历的症状要轻。较低的剂量还能最大限度地减少潜在的风险，距离绝经越久，潜在的风险也就越大。当我的患者出现显著的冠状动脉粥样硬化性心脏病的危险因素时，比如绝经 10 年或以上，或是年龄超过 60 岁，我会建议在开始治疗之前先进行冠状动脉钙化积分检测。

激素替代疗法费用的残酷现实

在美国，医疗费用存在着触目惊心的差异，激素替代疗法也不例外。这是一个残酷的现实，想要得到最优惠的价格，你就不得不付出一些精力。买药时我会货比三家，争取到最合适的价格：我用 Good Rx 药品比价网站的优惠券在社区日杂店购买塞来昔布（一种抗炎药），每年可以节省几百美元。我的激素替代药物是用医疗保险从邮购药房购买的，而睾酮则是经过成本比较后，在当地的复合药房自费购买的。

我希望能用保险从社区药房购买所需的一切，而且费用也合理，但整个系统的的确确已经毁了（除了没有牌子的枸橼酸西地那非片，无论在哪里购买，每天只需几美分）。

我的最优建议是，抱着开放的心态，弄清激素替代疗法的方案细节。由于不存在"一刀切"的标准方案，找到最适合自己的方法将需要一个试错的过程，并且要有耐心——如果你已经出现症状有一段时间了，迫切地需要缓解，那么这也许很难做到。适合你的剂量的确存在，只是可能要花一些时间才能找到。有经验的医生治疗更年期症状时会根据你的反应，也就是你的感觉，来对剂量做出调整，因此当你开始使用激素替代疗法或调整剂量时，需要密切关注任何明显的副作用或症状的改善。

哪些人不适合激素替代疗法

2002 年以来一直有一种顽固的说法，认为激素替代疗法对健康有害，尤其是让人面临患乳腺癌和心脏病的高风险。这种不准确的想法因有关女性健康倡议项目研究的报道而深深根植于人们的脑海中，使无数女性拒绝通过使用激素替代疗法来缓解症状并提高生活质量。从那时起人们发现，对于大多数距绝经期不超过 10 年的更年期女性来说，这种疗法不仅安全，而且是减轻症状和减少绝经过渡期间激素变化带来的健康风险的最有效方法。（有关女性健康倡议项目研究的所有详细信息，请参阅第 3 章。）

在这里，"大多数"女性并不是指所有女性。激素替代疗法的使用绝对存在一些禁忌证。禁忌证是指在某种特定的情况或原因下，某种药物或治疗不应该使用，因为它可能对人有害。如果存在以下安全问题，则不应使用激素替代疗法：

- 已知或疑似有乳腺癌或其他雌激素或孕激素敏感性癌症：激素替代疗法会刺激激素敏感性癌症的生长，因此不建议有此类癌症病史的人使用。
- 未确诊的异常生殖器出血：在考虑激素替代疗法之前，应对任何不明原因的异常阴道出血进行适当诊断，因为这可能是潜在疾病的征兆。
- 长期或近期患动脉血栓栓塞疾病：如果近期出现心脏病发作或卒中等疾病，则在使用口服激素替代疗法后，可能会进一步增加血栓的风险。

- 长期或近期患静脉血栓栓塞疾病：口服激素替代疗法可加重深静脉血栓形成或肺栓塞等疾病，导致进一步的凝血风险。
- 已知或疑似妊娠：激素替代疗法不适用于妊娠期间，因为对胎儿发育有潜在的影响。
- 严重的活动性肝病或肝功能障碍：肝功能严重受损的患者可能无法正常代谢激素，这样的人接受激素替代疗法是不安全的。
- 对激素替代疗法的任何成分过敏：既往对激素替代疗法成分存在过敏反应的患者应避免再次使用。

如果满足以上任何一个条件，都不应使用激素替代疗法，因为已知的风险要大于疗效。

值得注意的是，这种排除法并不适用于相关病症。我之所以指出这一点，是因为有大量报道（我在社交媒体平台也收到了数千条评论）称，医疗保健机构出于善意扩大了这个禁忌证的范围，并且出于某种连带关联的逻辑，将一些本不属于以上条件的患者排除在激素替代疗法之外。以下是一些最常见的误解：

1. 因子宫内膜异位症病史而不提供激素替代疗法。这是错误的。对于有子宫内膜异位症病史的绝经（不论是因手术提前还是自然到来）治疗仍存在争议。2023年的一份综述表明，对于接受子宫切除（经腹子宫切除术或双侧卵巢切除术）治疗的患者，仅使用雌激素的激素替代疗法可能使子宫内膜异位症复发。有子宫内膜异位症病史的患者应在替代雌激素的同时始终服用孕激素，以降低复发风险。

2. 因子宫腺肌病史而拒绝提供激素替代疗法。这是错误的。当子宫完好时，有子宫腺肌病史的患者使用激素替代疗法可能导致出血和疼痛。这不是禁忌证，但医生应当谨慎治疗，并始终与孕激素联用。在子宫切除后，没有记录显示存在相关问题。

3. 因心脏病、肝病或乳腺癌家族史而拒绝提供激素替代疗法。这是错误的。最新的研究和专家达成的共识对仅凭家族史就不给女性使用激素替代疗法这一观念提出质疑。

4. 因担心凝血风险增加而拒绝提供激素替代疗法。这是错误的。静脉血栓（如深静脉血栓形成或肺栓塞中发现的血栓）和动脉血栓（如某些卒中发现的血栓）之间存在着细微差别。对于静脉血栓，口服雌激素已被证实会增加深静脉血栓形成的风险，尤其是含有雌激素的高剂量口服制剂。然而，非口服制剂，如经皮或经黏膜使用的药剂，则不会增加凝血的风险，因为它们避免了肝脏的首过效应。通常，动脉微血栓是由血小板聚集倾向引起的，任何全身给药的雌激素都会增加这种风险。这里值得注意的是，在女性健康倡议项目研究中，对于在末次月经后 10 年以内开始使用激素替代疗法的女性来说，没有发现动脉微血栓风险的增加。

5. 因偏头痛病史而拒绝提供激素替代疗法。这是错误的。对于存在无先兆偏头痛病史的患者，任何形式的激素替代疗法都不会增加卒中的风险。如果患者存在有先兆偏头痛病史，就另当别论了。美国疾病控制与预防中心（CDC）和世界卫生组织（WHO）指南建议，患有有先兆偏头痛的女性不要使用联合激素避孕药，并建议在给患无先兆偏头痛的女性开联合激素避孕药时需谨慎，因为可能导致缺血性卒中的风险略微升高，尤其是吸烟的女性。对于那些需要激素疗法来治疗更年期相关症状以及头痛的偏头痛患者，尚未发现类似的禁忌证，因为激素替代疗法的剂量远低于避孕剂量。

是否使用激素替代疗法应该始终根据你个人的病史、风险因素和症状来做出决定。你的医生应该查询最新的研究和临床指南，确保你得到最可靠的建议。长期以来，由于误解和错误的信息，女性无法获得最有效的更年期相关症状的治疗方法。我们应争取更好的待遇！

癌症治疗后的激素疗法

如果你患过癌症，或者已知是 BRCA 基因突变的携带者，考虑激素疗法可能会给你带来关于癌症风险或复发的问题和恐惧。我也知道，与医生讨论激素替代疗法可能很艰难。由于许多医生缺乏关于这一主题的适当知识，也没有接受过相关培训，这样的讨论通常很难进行下去。

以下是一些癌症康复的更年期女性应该了解的关于激素替代疗法的信息："患有癌症是一种特殊情况，但它并不能直接被当作激素疗法的禁忌证。"接下来，你应该根据具体的癌症类型和阶段，以及关于当前使用药物的最新科学知识来获得指导。

近年来，围绕癌症后使用激素替代疗法的安全性研究一直很有前景。2020 年，英国更年期协会发布了一项针对某些类型癌症治疗后使用激素的最新科学评估结果。相关证据表明，激素替代疗法不会增加曾患有子宫内膜癌、宫颈鳞状细胞癌或宫颈腺癌（子宫颈癌），以及阴道癌或外阴癌的女性复发的风险。同时，激素疗法对有卵巢上皮性肿瘤病史的患者生存率并没有不利影响。对于有乳腺癌病史的女性，他们的结论是，这应该归为全身性激素替代疗法的禁忌证。

考虑到乳腺癌是女性最常见的癌症之一，你们中可能有很多人在读到上一句时就开始叹息、尖叫或哭泣。而如果你接受过癌症治疗，并因此无法缓解更年期的相关症状，可能会加重人的沮丧。因此，我想讲讲 2022 年发表的一项后续分析，这项评估对丹麦 8 000 多名曾经患有乳腺癌，而后使用了各种激素疗法的更年期女性进行了调查。在这项研究中，研究人员观察了接受过早期雌激素受体阳性乳腺癌治疗的女性。他们得出的结论是，阴道用雌激素和激素替代疗法均没有增加癌症复发或死亡的风险。然而，他们也发现，对于服用芳香化酶抑制剂（有时用于治疗激素受体乳腺癌）的同时使用阴道雌激素的患者，复发风险会增加，但死亡率没有上升。

我分享这些相互矛盾的结果不是为了使你感到困惑，而是为了强调找到一位更年期领域的专家有多么重要，他们对于乳腺癌恢复后的激素疗法，需要根据不断发展的科学依据来跟踪和实践。同样，决定是否使用激素疗法需要认真考虑所涉及的癌症的类型和阶段，以及当前的药物使用情况。

如果你是 *BRCA1* 和 *BRCA2* 基因突变的携带者，那么或许你曾被拒绝使用激素替代疗法或得到过相互矛盾的信息。*BRCA1* 和 *BRCA2* 这两种基因突变会增加患乳腺癌和卵巢癌的风险。这一领域的数据将 *BRCA* 基因突变携带者分为两类：一种为预防性切除双侧卵巢的人，这种手术称为风险降低性双侧卵巢切除术，另一种为未切除双侧卵巢的人。

研究表明，对于接受过双侧卵巢切除术的患者，使用激素替代疗法不会增加患乳腺癌的风险。由于卵巢切除术可能会推荐给较为年轻的女性（*BRCA1* 基因突变为 35~40 岁，*BRCA2* 基因突变为 40~45 岁），激素疗法对于降低慢性疾病的风险尤其重要，如骨质疏松症和心脏病，这些疾病都是由雌激素水平低引起的。如果你还没有切除卵巢，你应该与医生讨论治疗方案。

激素替代疗法可能的副作用

假设你在与医生进行讨论,并仔细考虑自己的健康史后决定:开始激素疗法。接下来该怎样呢?首先,我很遗憾地告诉你,症状不会立即缓解。通常情况下,大约用药 4 个星期后才会显现出疗效,而且每个人的反应也可能不同。请记住,在找到最有效的方案之前,你或许还需要调整剂量、给药途径或者用药时间。

你也许能注意到一些副作用。我总是向患者详细地介绍这种可能性,但当副作用出现时,许多人仍然感到惊讶或担忧。让我们看看一些潜在的副作用以及应对方法。

雌激素疗法或雌孕激素联合治疗可能出现的副作用

以下列出了一些副作用。在每种处方药附带的文献中可以找到完整的副作用列表。对于复合药物,需要向药剂师咨询。

较常见的副作用有:

- 子宫不规则出血(初次或复发);
- 乳房胀痛(有时伴随肿大)。

不太常见的副作用有:

- 恶心；
- 腹胀；
- 四肢体液潴留；
- 角膜形态改变（有时导致隐形眼镜不耐受）；
- 头痛（有时是偏头痛）；
- 头晕；
- 使用雌孕激素联合疗法，尤其是合成孕酮可导致情绪变化；
- 血管性水肿（最常见于眼睛、嘴唇和阴唇肿胀）；
- 胆结石、胰腺炎。

子宫不规则出血固然让人担忧，但这其实很常见——40%的患者在开始绝经激素疗法后会出现子宫不规则出血，这也是我接到自己患者电话的首要原因。我向她们保证，这是预料之中的，而且很正常。我们只是"唤醒"了已经沉睡了一段时间的组织。关于这种常见副作用的好消息是，它通常会自动消退，尽管在某些情况下有些应对方法可能会有所帮助（见下文）。如果从激素疗法开始后子宫不规则出血超过 4~6 个月，则需要进行盆腔超声检查子宫内膜，并适时进行子宫内膜活检和宫腔镜检查。

副作用的管理方法

如果出现副作用，有些方法可能会有所帮助。需要咨询医生或处方医师调整药物及剂量。

对于液体潴留，可以尝试：限制盐分的摄入，确保饮水量充足，锻炼，服用温和的处方利尿剂。

对于腹胀，可以尝试：改用连续低剂量非口服雌激素治疗，将孕激素剂量降至保护子宫的最低水平，改用另一种孕激素或微粒化孕酮。

对于乳房胀痛，可以尝试：降低雌激素剂量，改用另一种雌激素，限制盐分摄入，改用另一种孕激素，减少咖啡因和巧克力的摄入等。

对于头痛，可以尝试：改用连续非口服雌激素治疗，降低雌激素、孕激素或两者的使用剂量，改用连续联合治疗方案，改用孕酮或19-去甲孕烷衍生物，确保充足的饮水量，限制盐、咖啡因和酒精摄入。

对于情绪变化，可以尝试：与临床医生或心理治疗师一起排查先前是否存在抑郁或焦虑，降低孕激素剂量，改用另一种孕激素或微粒化孕酮，把全身使用孕激素替换为含孕激素的宫内节育器，改为雌孕激素连续联合治疗方案，确保饮水量充足，限制盐、咖啡因和酒精的摄入。

对于恶心，可以尝试：随餐或睡前服用片剂雌激素，改用另一种口服雌激素，改用非口服雌激素，降低雌激素或孕激素的剂量。

对于子宫不规则出血，可以尝试：降低雌激素剂量或增加孕激素剂量，或改用非孕激素联合制剂。注意：目前唯一可用的联合配方是巴多昔芬，它是一种选择性雌激素受体调节剂，可能很昂贵，没有更平价的版本可用。

选择你自己的冒险

恭喜你——你终于读完了这一章！虽然内容很多，但我真诚地希望这里的信息能帮助你更好地进入更年期及之后的人生旅程。

在本章结束时，你可能会属于以下两类人之一，我建议你根据自己的情况继续往下读：

第一类：你已经准备好咨询医生，了解如何开始激素替代疗法。如果你属于这一类，我建议你阅读下一章，它会帮助你从医生那里获得开始激素替代疗法所需的信息。然后，请务必阅读第 10 章来获取其他为你提供支持的方法。

第二类：你意识到激素疗法不适合你，也许因为你患有禁忌证，或者你根本不想选择它。如果你属于这一类，可以浏览下一章中提到的激素替代疗法的相关问题和针对医生的资源，但其中的大部分内容仍然与你有关，尤其是后文"如何根据激素变化充分利用年度体检"——不要跳过这个部分！在第 10 章中，我还会介绍几十种非激素干预措施，可以帮助你缓解症状并降低因绝经过渡期标志性的激素水平下降而带来的健康风险。

无论哪种情况，你都可以选择采取行动。越早开始使用激素疗法或者非激素疗法，你就能越早地缓解症状，也就会从身体和心理上更好地适应更年期带来的变化。

第8章
就诊前应做好哪些准备？

我为更年期提前做好了准备，我真的准备得很充分了。但显然，这根本不重要。无论做多少心理建设、吃多少有机食品、怎么活动或减轻压力，围绝经期还是把我拖垮了。我认识的一些人似乎轻轻松松就度过了，而我却没有。我51岁了，还在来月经。在过去的5年里，我只剩下一具浑浑噩噩的躯壳。我增重了45磅，无论用什么办法都减不下去。我服用了各种天然补充剂来缓解不断增多并恶化的症状，例如疲劳（这个词已经无法正确地形容我有多疲惫）、对任何事情都缺乏欲望、情绪低落易变、无法集中注意力和脑雾、关节和身体疼痛、潮热、盗汗、间歇性失眠，还有身份危机。我把一生都奉献给我的孩子们和帮助他人，这就是我的回报吗？

——乔迪·P.

希望这本书能成为所有更年期相关问题的宝贵资源。但我必须承认，这本书确实有其局限性，它不能取代医生或医疗机构，而他们才是最终为你提供围绝经期和更年期所需的临床支持的一方（但愿如此）。拥有一位能够倾听你的意见，并陪伴你度过绝经过渡期的医生是十分重要的！

不幸的是，我知道在这个人生阶段找到所需的医疗支持是多么困难，因为很多人都告诉我这一点。你没有讨论症状和治疗方法的机会。我也知道这段经历可能让你感到挫败，但如果我告诉你，从现在开始，你可以开始设想不同的结果呢？你会在见医生时已具备了本章中所提供的充分信息，并在离开时得到了改善症状的计划。看到了吗？这是可以实现的！我会确保你拥有实现这一愿景所需的所有信息。

寻找最好的医生

如果你已经找到了信任的医生，可能不需要本章中的信息，你可以直接跳到后文与医生沟通的章节，我在那部分内容中说明了如何与你的医生选择治疗方法，包括激素替代疗法。

不过，在你匆忙翻页之前，我想指出的是，即使是你信任的医生,也可能无法为你提供此刻所需的最好的护理。你信赖的全科医生是你治疗喉咙痛或胃病的首选医生吗?他们可能无法很好地了解你不断变化的需求。而那些为你接生、手术并提供了20多年良好服务的出色的妇产科医生,则可能没接受过更年期护理方面的培训,也可能没有时间成为这个领域的专家。这是现实,因为我就是那个妇产科医生,而且我必须承认,这么多年来我对更年期护理的了解并不全面。我仅仅在医学院和住院医师培训时接受过教育和培训,但这些根本不够。所有这一切都表明,你完全可以与你的医生分道扬镳,并寻找能够更好地支持你眼下的医疗需求的人。

请分享!

如果你有可靠且出色的更年期护理方面的优质医生,希望你能在互联网上和我们推荐的医生数据库中向我们的公正转诊计划推荐你的医生。这样,你所在地区可能正在寻找护理医生的人就能看到你的推荐。

如果你目前没有固定的医疗机构,我下面将就如何找到合适的更年期护理医生提供一些建议。如果可能的话,最好去找一个你可以面诊的医生。面诊能够让医生对你全身的健康状况进行评估,还可以根据需要提供专门的治疗或筛查,因此更加高效。

此外，面对面就诊也能更轻松地传达你的问题和疑虑，获得即时反馈，并建立良好的医患关系。然而，即使强调这一重要性，我也知道现实情况是，在某些地区，专业护理是十分有限的，你可能需要与医生进行线上对话。事实是，如果找到一位能够倾听你的意见并尊重患者的医生，即使是在线诊疗也比面诊却不提供帮助的医生好得多！

以下是寻找医生的步骤：

1. 考虑保险覆盖范围。如果你有健康保险并且计划或希望使用该保险，你需要了解哪些医生处在"保险范围内"。大多数保险公司都提供搜索功能，你可以输入地区和专业范围。遗憾的是，更年期护理并不是一个常见的类别，所以最好的方法是寻找一位妇产科医生。如果你找到一位看上去还不错的妇产科医生，请打电话询问他们是否有治疗更年期女性的经验。如果在保险覆盖范围内找不到医生，请咨询保险公司来确定范围以外的政策。

2. 查阅我提供的"推荐医生名单"。我在网站上随时更新的"推荐医生名单"是由世界各地的人们推荐的，他们有过特殊经历并希望分享给别人。我本人并不认识推荐名单上的医生，但我的团队会尽职调查核实列出的每位转诊医生（确认他们仍在工作并确认联系信息）。如果你在列表中找不到你所在地区的医生，还可以访问更年期协会的网站，通过数据库来查找当地医生。无论是通过什么办法找到的医生，提前打电话确保他们愿意和你讨论更年期以及相关的治疗方案，仍然是一个好主意。

3. 向医生寻求转诊。如果因严重背痛或头痛而去看全科医生或妇科医生，他们可能会将你转诊给专科医生——骨科医生和神经科医生。更年期症状也应得到相应的处理！理想情况下，你此时的医生会认识到他们的知识差距，并愿意帮你找到专门从事这个专业的人。

4. 找你认识的人推荐。许多人感觉最安心的就是去看他们认识的人推荐的医生。询问你的朋友、家人、邻居或同事，看他们（或任何他们认识的人）是否能推荐一位更年期护理医生。你还可以查看本地脸书群组来获取建议。

5. 考虑远程更年期医疗。如果找不到当地的医生，你也许可以通过远程医疗找到适合的人。值得庆幸的是，越来越多的医生提供了这种选择，从而增加了获得优质护理的机会。

如何准备与医生沟通

当耶鲁大学的研究人员查看了处于更年期各个阶段的女性超过 50 万份保险索赔时，他们发现其中 30 万份索赔与寻求医疗援助以缓解因严重的更年期相关症状有关，但 75% 的患者未得到治疗。我分享这个见解有几个原因——首先，它让我忍不住大骂脏话，并大喊"为什么？"（接着，我的丈夫就探头进来问："又怎么了？"）；其次，它证明了，如果你在试图缓解更年期相关症状时感到挫败，那么你肯定不孤单；再次，它让你知道了应该如何对待与医生的交流——你需要的不仅仅是关于症状的问题和细节，你需要准备好策略。

一次成功的就诊，最佳的策略包括在时机和信息方面制订好计划。

时机

- 提前应对更年期症状。在妊娠期间有一次特定的医疗检查，称为产前检查。这次就诊的目的是建立医疗护理，检查一下有哪些选择，并了解可能发生的情况。目前还没有类似的"绝经前"就诊，但你能想象如果将"绝经前"就诊作为女性医疗保健的标准组成部分的话，你的生活将会有多大的改变？我注意到，我的患者中出现了一种趋势，她们决定不再等待这个标准的来临，而是亲自制订计划。她们希望在症状出现之前"抢先一步"，并采取任何可能的预防措施。这是一个激进的想法，但我完全赞成。
- 提前预约。我建议你预约最早的时段，这样可以确保医生头脑清醒。我知道这听上去微不足道，但医生也是人，他们的精力和注意力也可能随着时间的推移而下降。如果上午见到医生，你可能会见到他们最好的一面。
- 确定就诊的性质。打电话预约时，请告诉工作人员你有想讨论的问题，这样如果有时间的话，负责安排的人就知道要留出额外时间。不要指望"健康女性检查"会涵盖更年期相关的检查——这是针对乳腺癌、宫颈癌和常见的慢性疾病的筛查，而不是专门的更年期检查。明确表示你需要一次"针对特定问题的就诊"，确保你获得尽可能多的讨论时间。

- 空腹就诊。根据预约时间（尽量早一些）空腹就诊（午夜后除水以外，不摄入任何食物和饮料）。这样一来，如果医生想要进行空腹检查，你马上就可以做，而不需要再预约一次。

信息

家族史

写下家族疾病史、哪位亲属患病以及患病年龄。这是医生会要求提供的信息，提前写下这些信息能够节省时间并为他们提供记录病例所需的补充信息。重要的是，这些信息可能会使你符合一些你本来没资格参加的医学检查。例如，如果你有疲劳症状并且有甲状腺功能减退症的家族疾病史，你的医生就可以利用这个"诊断密码"来为你争取保险报销检查。你的家族疾病史也可以用于确定你是否适合接受某些激素疗法。

记录症状日记

如果你还没有记录过自己健康状况的变化过程，请现在就开始记录。记下新的疼痛、疲劳加剧、胃肠道问题、头发或皮肤的差异、体重增减、心理健康或记忆力减退等。尽可能详细记录——你的医生会想知道你出现这些症状有多久了，以及症状是否更严重或有所缓解。

了解你的个人偏好

思考一下你对管理症状和长期健康的偏好。你喜欢激素疗法还是非激素疗法？你想要改变生活方式的建议吗？考虑一下你的目标以及你希望如何实现目标，做好与医生分享具体信息的准备。你还要做好为自己辩护的准备，同时明确地向医生表示你要咨询根据自己的病史提供的专业医疗意见。这样做是在释放一种邀约，而医生如何回应这种医患合作关系的邀约，很大程度上能够反映出你有多大机会从这里获得你想要的护理。

以下列出的一些问题可以帮助你找到合适的医生（你的答案也可以进一步完善你的个人更年期护理偏好）。

你能分享一下你为患者使用激素替代疗法的经验和参加过的培训吗？

你对激素替代疗法最新研究和国际指南的熟悉程度如何？

你是否成功地使用激素替代疗法治疗过与我的症状相

似的患者？能否提供具体例子？

你如何及时了解更年期相关领域和激素疗法领域的最新进展和研究？

你愿意讨论和考虑运用非激素疗法（认知行为疗法等）与激素替代疗法联合使用来改善我的治疗计划吗？

你怎么管理激素替代疗法的潜在副作用？你会采取哪些步骤来最大程度地降低相关风险？

你是否愿意根据患者的喜好探索不同形式的激素替代疗法？你怎样根据个人的生活方式制订治疗计划？

你会为从其他医生处转来的有激素替代疗法需求的患者提供怎样的支持？

如果通过共同决策，我们决定我不适合接受激素替代疗法，你如何管理我的更年期？

关于使用激素替代疗法的最新科学见解

我并不是想让患者负起提供科学证据的责任，但提前准备一些关键信息是符合你的最佳利益的。原因如下：很少有医生接受过更年期医学的正规培训，而且在大多数情况下，医学委员会（例如美国妇产科委员会）制定的对行医执照的年度再认证，并未将更年期的最新科学进展纳入医生年度继续教育必修内容，尤其是当涉及激素替代疗法的最新信息时。换句话说，你可能需要帮助医生，以便他们更好地帮助你。

如今，大多数医生都筋疲力尽、超负荷工作，而且他们还面临着将预约时间控制在 15 分钟或更短时间的巨大压力。你在就诊时需要记住这一点。你可以找出这本书中的一些信息给你的医生看。或者请参阅下面关于使用激素替代疗法的最新声明和统计数据，以及更实用的更年期症状问卷。我在附录 A 和附录 B 中重申了这些关键、有用的信息。因此，如果你不想带着整本书就诊，也可以只携带这些关键内容。不管怎样，请准备好对医生说："这里有一些来源可靠的关于更年期女性使用激素疗法的信息。我希望我们能够共同努力，针对我的症状确定最合适的治疗方案。"

关于使用激素替代疗法的最新报告和统计数据

2022 年，北美更年期协会（现为更年期协会）发布了关于激素疗法的最新观点，《北美更年期协会 2022 年激素疗法立场声明》的共识是，对于 60 岁以下且绝经 10 年以内的健康女性来说，激素疗法的益处大于风险。此次更新是对他们之前观点的重大改变，之前仅建议针对严重症状使用激素替代疗法，并尽可能使用最低剂量和缩短疗程。

2020 年，美国心脏协会发表了《绝经过渡期和心血管疾病风险：早期预防时机的影响：美国心脏协会的科学声明》。这一声明承认绝经过渡期带来的心血管风险迅速升高，并强调了早期干预策略对于降低这种风险的重要性。研究结果指出，接受激素疗法以及全面进行营养结构和生活方式调整的患者患心血管疾病的风险较低，因疾病出现不良后果的可能性也较小。

美国食品和药物管理局已批准使用激素替代疗法来治疗与更年期相关的4种病症：

1. 血管舒缩症状：包括潮热、盗汗、心悸和睡眠障碍等；

2. 骨质流失：包括骨骼弱化和骨质疏松等；

3. 早发性雌激素低下（雌激素缺乏）：由于手术［如卵巢切除术（伴有或不伴有子宫切除术）、放射治疗或化疗］导致的绝经或过早绝经所致；

4. 绝经泌尿生殖综合征：包括尿频、排尿时烧灼感、反复尿路感染、阴道干燥、性交疼痛等。

此外，研究（见第8章参考文献的研究引用）表明，激素疗法可以帮助改善和缓解与以下病症相关的症状：

- 肌少症（肌肉量减少）：激素疗法可以对抗与衰老、雌激素分泌减少和更年期过渡相关的肌少症；
- 认知症状：在子宫切除和双侧卵巢切除后立即开始雌激素疗法可能会带来一些认知益处；
- 皮肤和头发症状：包括脱发和皮肤变薄、瘀青增多以及皮肤失去弹性等；

- 关节疼痛：参与多项研究的女性报告称，与安慰剂相比，使用激素疗法后关节疼痛或僵硬有所减轻；
- 糖尿病：虽然美国食品和药物管理局尚未批准激素替代疗法用于治疗 2 型糖尿病，但在既往患有 2 型糖尿病的健康女性中，激素替代疗法用于治疗更年期相关症状时可能会改善血糖控制；
- 抑郁：虽然美国食品和药物管理局未批准激素疗法用于治疗抑郁，但它可以补充中老年女性治疗更年期相关症状时抗抑郁药的临床反应。

格林量表：让医生更好地帮助你的另一种办法

除了以上最新的激素替代疗法的信息外，你还可以在见更年期医生之前做一下格林量表。这种症状检查最初是在 1976 年创建的，但自那时以来一直在更新，至今仍然被广泛用于辅助确定绝经过渡期治疗工具。

在下面的围绝经期症状评分表中，请为自己打分，1 分表示轻度，2 分表示中度，3 分表示严重，0 分表示没有所描述的症状。

通常，得分达到 15 分或以上表明这些症状可能由雌激素缺乏导致，在我看来，这意味着我们需要立即开始讨论治疗方案。

有症状女性的得分通常为 20~50 分,通过量身定制适当的治疗方案,你的理想得分应在 3~6 个月内降至 10 分或以下。

症状	评分
潮热	_____
眩晕	_____
头痛	_____
烦躁易怒	_____
抑郁	_____
感觉受到冷落	_____
焦虑	_____
情绪变化	_____
失眠	_____
疲劳	_____
背部疼痛	_____
关节痛	_____
肌肉疼痛	_____
多毛症	_____
皮肤干燥	_____
周身蚁走感	_____
性欲减退	_____
阴道干燥	_____

(续表)

症状	评分
性交疼痛	————
尿频	————
总计	————

* 改编自：Greene JG. Constructing a standard climacteric standard. *Maturitas*, 1998, 29:25-31.

医生不合适的危险信号

我多希望你一旦找到了医生并做好就诊准备，其他一切都能顺利进行，但我不能保证这一点。现实情况是，你的就诊结果很难预料。我希望你能一切顺利，但我认为有一些迹象预示着进展并不顺利。如果你听到下面的任何一种回答，就要考虑再换一个合适的医生了：

- "抱歉，你只不过是到年龄了。"的确，更年期是一个自然阶段，但这并不意味着你要在没有帮助的情况下忍受更年期的相关症状。其他类似的不可接受的说法可能还有"这只是你的新常态"和"你只能忍着"。听到这些，就别再浪费时间了。

- "我不开激素替代疗法处方。"医生说不开激素疗法处方也不能接受。最终的选择权在你手里,至少应该讨论一下激素疗法对于你的个人病史而言是否益处大于风险。你们的讨论始终应该是细致入微的,永远不应该是一个直截了当的"不"。如果他们继续拒绝,请记得查看我们推荐的医生数据库去寻找新的医生,或者可以参考更年期协会认证的执业医师数据库查找你所在地区的医生。
- "我只能在特定的时间给你开激素。"不要让医生施加不必要的时间限制:例如,仅开一次或只开一两年。监测处方药物的不良副作用是一种负责任的行为,但关于使用激素替代疗法的持续时间的讨论应该持续进行。如果你的症状仍然存在,那么还是需要药物来控制。

如何根据激素变化充分利用年度体检

我希望你有进行年度体检的习惯。这些年度体检的目的在于筛查一系列常见疾病和症状,它们很重要。你可以在全科医生那里做年度体检,或者咨询你的更年期医生是否有必要做年度筛查。无论哪种方式,你都要充分了解常规血液检查的目的,并考虑做一些在更年期很重要的额外检查。

常规血液检查（以及要求的附加项目）

关于可能的费用和保险范围的说明：常规筛查和随之而来的血液检查通常由保险覆盖，但很难预测可能覆盖的附加项目有哪些。有些公司不会支付预先协商好的筛查范围之外的任何费用，但也有一些保险公司的政策比较宽松。出于这个原因，你可以在平时就诊期间要求做一些针对更年期相关症状的附加实验室检查（保险公司更有可能承保与某些症状和病史相关的实验室检查），而不是在年度体检时才进行。（我希望我能在这方面提供更普遍的指导，但如今的保险业变化无常。）

全血细胞计数（CBC）、综合代谢检查（CMP）和血脂检查

这三项检查是标准筛查检测，即使在年度体检时没有出现症状也能由保险公司代缴。

全血细胞计数检查（又称血常规）可测量和计数所有血细胞，包括红细胞、白细胞、血小板、血红蛋白和血细胞比容。其结果可用于诊断可能导致白细胞计数过高或过低的潜在的感染、白血病或淋巴瘤、贫血、某些维生素缺乏症等。

综合代谢检查可以显示有关代谢、肝脏和肾脏功能的详细信息。它的检测内容包括钠、钙和钾等电解质、白蛋白、血尿素氮、二氧化碳、氯化物、肌酐、葡萄糖、总胆红素和蛋白质，以及转氨酶等。

血脂检查（需空腹抽血）会测量你的高密度脂蛋白胆固醇（好胆固醇）、低密度脂蛋白胆固醇（坏胆固醇）和甘油三酯。这些胆固醇水平反映了心脏整体健康状况，医生会与你详细分析并讨论检查结果。如果想更进一步，还可以用化验结果来计算高密度脂蛋白胆固醇与甘油三酯的比率。根据《美国心脏协会杂志》发表的一项研究，这一比率可能是女性，尤其是绝经后女性主要不良心血管事件的一个很好的预测指标。要计算高密度脂蛋白胆固醇与甘油三酯的比率，只需要将甘油三酯水平除以高密度脂蛋白胆固醇水平（单位为mg/dL或mmol/L），然后将得数与以下量表进行比较：

理想：≤2.0
良好：4.0~6.0
较差：≥6.0

如果你的比率为"理想"或"良好"，请在每次测量胆固醇水平时继续监控这一比率。如果比率较差，请务必尽快与医生讨论。也可以运用后面章节中"高胆固醇/高甘油三酯"部分列出的营养调整和其他方法来进行改善。

附加检查项目：脂蛋白a和载脂蛋白B。

载脂蛋白B和脂蛋白a是专业医护人员用来评估心脏病风险的两个重要标志物，如果你的高密度脂蛋白胆固醇与甘油三酯的比率处于"较差"范围内，这两个指标尤为重要。

下面让我来简单地解释一下为什么这些附加检查项目很重要。

载脂蛋白 B 是一种存在于血液中的蛋白质，负责将胆固醇运送到身体的各个部位，包括动脉血管。高水平的载脂蛋白 B 会增加动脉粥样硬化的风险，动脉粥样硬化是一种脂肪沉积在动脉血管中的疾病，可能导致心脏病和卒中。医生检查载脂蛋白 B 水平，可以比仅测量低密度脂蛋白胆固醇更准确地检测血液中的坏胆固醇，从而更准确地评估患心脏病的风险。

脂蛋白 a 是血液中的一种胆固醇颗粒，高水平的脂蛋白 a 会增加患心脏病的风险，尤其是冠状动脉粥样硬化性心脏病。脂蛋白 a 水平升高会造成动脉中形成斑块，从而导致心脏病发作和其他心血管问题。脂蛋白 a 水平的检查能够确定患心脏病的遗传易感性。

检查载脂蛋白 B 和脂蛋白 a 的水平非常重要，它们比传统胆固醇检查能更全面地评估心血管风险。了解这两个指标的水平让医生能够更好地制订治疗计划或调整生活方式来降低患心脏病的风险。一定要与医生讨论检查结果，了解自己的风险并制订维持或改善心脏健康的计划。

糖化血红蛋白 A1C（HbA1C）

糖化血红蛋白测定可以检测过去两三个月的平均血糖水平。糖化血红蛋白水平越高，患 2 型糖尿病的风险就越大。高糖化血红蛋白标记物还可能增加患阿尔茨海默病和癌症的风险。

附加检查项目：如果你有肥胖、黑棘皮病或其他已知的胰岛素抵抗危险因素的家族史，则需要考虑稳态模型评估胰岛素抵抗指数（HOMA-IR）。这个检查通过空腹胰岛素除以空腹血糖来评估你对胰岛素的反应程度。

甲状腺功能检查

通常，年度体检会对促甲状腺激素（TSH）进行检测，这是甲状腺功能的重要标志。然而，在某些情况下，仅凭促甲状腺激素无法识别潜在的甲状腺疾病。

附加检查项目：做全面的甲状腺检查，包括促甲状腺激素和游离四碘甲状腺原氨酸、游离三碘甲状腺原氨酸、反三碘甲状腺原氨酸，以及两种甲状腺抗体，分别为抗甲状腺过氧化酶抗体（anti-TPO）和抗甲状腺球蛋白抗体。如果出现慢性疲劳、怕冷、脱发、健忘、便秘、不明原因的体重增减，或时常感到抑郁等症状，我建议你对这些具体指标进行检查。甲状腺疾病往往长时间得不到诊断，所以下次看医生时一定要进行全面检查。

维生素D

平均而言，42%的患者维生素D水平较低，而且随着年龄的增长和更年期的来临，这个比例会变得更糟。这种缺乏可能是由于居住条件（阳光照射有限）、皮肤较黑（会影响吸收）、遗传问题、吸收问题或肾脏疾病等原因造成的。维生素D水平低更容易患骨质疏松症，将这种重要营养元素维系在健康水平可以维护免疫系统和心脏的健康。

附加检查项目：锌和镁。锌用于身体细胞生成和免疫功能。缺乏锌时，身体无法产生健康的新细胞。这种缺陷会导致体重莫名其妙地减轻、伤口无法愈合、缺乏警觉性以及嗅觉和味觉下降等症状。

另外还需要检查镁元素的水平，因为缺乏镁会导致睡眠不佳、神经问题、情绪障碍、疲劳、肌肉痉挛、头痛以及头发和指甲脆弱等症状。它对于心脏健康、血压和保持甲状腺稳定也很重要。

非标准血液测试

不是所有患者都会定期进行以下这些项目的筛查，但我认为它们对于更年期相关检查很重要，任何医生都可以要求患者做这些检查，只需要在检验单上打几个钩（同时，保险范围应该另当别论，不过正确记录是关键）。我向我所有的更年期患者都推荐这些检查。

贫血检查项目（铁、铁蛋白、叶酸和维生素 B_{12}）

虽然全血细胞计数能够检查贫血情况，但我建议绝经过渡期的女性应进行更全面的综合检查。贫血是更年期出现慢性疲劳的一个主要原因，而慢性疲劳在超过70%的绝经后女性中造成了影响，因此贫血检查对我所有的患者都很重要。维生素B_{12}水平低在素食者和纯素食者中很常见，但在饮食结构完整的人群中，由于抗生素的过度使用、乳糜泻或克罗恩病等引起的营养吸收不良的问题也可能存在。缺铁可能表现为贫血甚至甲状腺功能减退症。即使没有贫血（可以通过全血细胞计数进行检测），你仍然可能缺铁，这就是为什么单独检查铁和铁蛋白十分重要。

慢性炎症测试：超敏C反应蛋白（HsCRP）和红细胞沉降率（ESR）

围绝经期雌激素水平开始下降时，其抗炎作用将降低，结果通常表现为慢性非特异性炎症。炎症水平的检查和监测可以通过检测特定炎症标志物的水平来进行，例如超敏C反应蛋白、红细胞沉降率和血浆黏稠度等。我会建议我的患者在做任何生活方式改变之前和之后大约4个月时对这些标记物进行检测。检测结果可以用来确定任何营养/饮食/补充剂/药物等干预措施在帮助降低这些标记物方面取得了什么样的进展。

肝脏会自然产生超敏C反应蛋白来应对炎症。多种炎症都可能导致血液中C反应蛋白水平升高。红细胞沉降率检测还能帮助医生确定是否存在炎症。最初这两种检测是为了帮助建立炎症基线，如果患者需要实施减轻炎症的治疗策略，可以使用这一基线来跟踪改善的情况。如果通过干预措施无法降低这些指标,就要调查导致这些标记物升高的其他原因。

牢记自我保健的重要性

我希望你在寻求优质的更年期护理时,能够使用本章中的信息和工具来更好地为自己争取利益。与此同时,我鼓励你优先考虑自我保健,重点关注提升睡眠质量、减轻压力、进行抗炎饮食和定期锻炼。虽然关注这些生活方式并不一定能减轻你所有的症状,但这些努力能带来一定的缓解症状的效果,并且会产生你所期望的健康效益。

第三部分
更年期症状与解决办法

第9章
保持更年期健康的日常习惯

我在医学院就读期间，以及整个行医生涯中学习到，更年期可能引起潮热、盗汗和绝经泌尿生殖综合征，以及众所周知的骨质疏松症的风险增加。这可真算得上是轻描淡写了。而在多年后的今天，我们已经很清楚，更年期与几十种病症都存在着潜在的联系。

我们这一代的医学生和妇产科医生几乎没有接受过有关更年期的培训：也许是在医学院听了一个小时的讲座，再加上6个小时的住院实习。"更年期门诊"这种东西根本不存在，这就意味着没有更年期相关的专门护理培训。我的实习期结束时，由于女性健康倡议项目研究的初步发现（有关内容请参阅第3章），我们认定激素替代疗法是危险的。

自住院实习以来，我每年都会完成委员会认证所需的继续医学教育。在美国妇产科委员会为我的综述所收集的数千篇文章中，我只能想到少数几篇专门针对更年期的文章。事实上，委员会评审材料并没有"更年期"这一分类。外科、产科、儿科、妇科和伦理学都涵盖在内，但没有针对更年期的具体分类。

说实话，我如今意识到，多年以来我在更年期领域始终不算一个称职的医生。我完全依赖于美国妇产科委员会提供的建议，而我却认为自己已经做好了照顾更年期女性的充分准备。虽然我对自己在妇产科培训中学到的东西感到无比自豪，但我现在知道，我并不十分了解更年期女性的健康状况。

我对更年期的理解的改变，是在以下3个事件几乎同时发生的时候：我自己进入围绝经期、我的病人开始大批进入这一时期（我们年龄相仿）、我开始在社交媒体上谈论更年期。我注意到有越来越多看似无法解释的症状，并且我的健康状况发生变化。尽管我的饮食和运动没有改变，但我的胆固醇突然升高了。关节疼痛让我在没有受伤的情况下变得十分衰弱。疲劳感干扰了我的正常生活。我注意到许多患者都在抱怨同样的事，当我开始在社交媒体上分享我的症状时，我收到了上千条评论："我也是！"

我并不知道胆固醇升高、关节疼痛和疲劳可能与更年期有关。我的关注者还会问某种病症是否可能与更年期激素变化有关，比如肩周炎、眩晕、颞下颌关节紊乱综合征等……"这些可能与更年期有关吗？"随着问题源源不断地涌来，我开始注意到一些规律。为了帮助这些人，同时也满足自己医学上的好奇心，我开始深入研究最新的科学文献，并找到了明确的证据，证明更年期和这些症状在很多情况下的确存在联系。我很震惊。请记住，我接受的教育告诉我，更年期仅仅会发生那些"典型症状"。我同样被教导过，女性倾向于将症状躯体化，或者说将她们的心理症状转化为身体症状。然而，有明确证据表明，在许多人体器官和系统中，这些症状与疾病之间存在着联系。这不是常识，这些事实也并没有通过常规的继续教育渠道传播给我所在专业领域的人们。

确定存在关联的证据是一回事，而找到针对更年期相关症状的具体治疗方法的有效研究，则是另一回事。为了写第 10 章，我花费了大量时间查找针对有效疗法的研究，深入挖掘治疗方法所依靠的科学背景，或者至少是可能有效的解决方案。我发现，对于某些症状有明确的证据表明某种治疗有效或具有预防作用。例如，更年期出现的偏头痛和身体成分变化已得到广泛研究，因此第 10 章中的建议是可靠的。另外，耳鸣和哮喘等症状最近才被认为与更年期有关，因此结论并不那么具体。对于这些，我查阅了专业网站上关于治疗方面的信息。我们在其中许多领域需要进行更多的研究。值得庆幸的是，现在人们对更年期的关注和兴趣达到前所未有的程度，希望这能转化为对更年期科学研究的更大投资，从而不断提高治疗能力，去解决这些导致巨大痛苦的症状。

综合数百项研究后，有一点变得清晰起来：对于如何在绝经后保持良好的健康，是存在普遍共识的。第一个共识：良好的更年期健康绝非偶然。第二个共识：它永远不可能通过吃某一种药、补充剂或某种治疗来实现。相反，它是坚持一系列可能以前被许多人忽视的日常行为习惯的结果（或者，我们年轻时只是"侥幸地"不必坚持这些行为习惯，身体仍然健康）。这些日常行为构成了第10章中的关键组成部分：营养调整、运动、药物和补充剂。如果你能够关注生活中的这些方面，形成积极且有益于健康的习惯，那么你将在改善绝经过渡期及以后的生活质量方面取得很大的进步，还可以降低患慢性病的风险。下面让我们详细聊聊这些关键部分。

抗炎饮食

第10章的核心基础是抗炎饮食。随着绝经过渡期雌激素水平的下降，你失去了一个极其宝贵的对抗炎症的盟友。不过，你可以通过对饮食进行战略性的调整来弥补这种损失。抗炎饮食意味着吃健康的脂肪、瘦肉、富含抗氧化剂的水果和蔬菜，并增加纤维摄入量。它还意味着限制酒精、加工肉类和加工食品的摄入量。如果你大部分时间都保持这样的饮食习惯，就可以减少许多更年期相关的症状和副作用，比如体重增加、骨质流失，以及患心脏病和2型糖尿病等慢性疾病的风险。

增强力量和耐力的运动

运动可以对心血管、代谢和心理健康都带来极大的改善，因此无论处于人生的哪个阶段，运动对于照顾好自己都至关重要。更年期的激素水平下降会导致肌肉和骨质流失，因此锻炼的重点是有针对性地抵消这种影响。你需要通过锻炼来增加肌肉量和力量，并保持住这种状态（而不是为了实现某种理想化的"减肥"）。最适合你的运动是抗阻力训练，包括举重和一些简单的利用自重的功能性动作。随着年龄的增长，进行大量有氧运动也很重要，例如散步、慢跑和跑步等，这些运动可增强呼吸和心血管耐力。

有氧运动+抗阻力训练：绝佳组合

有氧训练，又称有氧运动，是一种连续、有节奏的运动，可以提高心率和呼吸效率。有氧运动有很多可以选择的形式，包括跑步、骑自行车、游泳、跳舞、划船、拳击等（也就是说，如果你还没有找到自己喜欢的有氧运动，可以考虑换一种形式）。有氧训练已证明在减少脂肪堆积方面特别有帮助，而我们在更年期更容易出现脂肪堆积。

当你同时进行有氧训练和抗阻力训练时，可以获得更大的益处。这种组合提供了有氧训练的减脂效果和抗阻力训练的增肌效果，最有利于维持健康的身体成分。举重或进行俯卧撑等运动可以促进肌肉增加，这有助于抵消与年龄相关的肌肉质量和新陈代谢的自然下降。关于这一话题有一本很棒的书，是由加布里埃尔·里昂博士所著的《肌肉！肌肉！》。

循证药理学

药理学指医生可以开具或推荐的治疗方法，用以减轻潮热、盗汗、骨质流失、雌激素过早缺乏，以及阴道干燥和尿频等更年期症状。针对某些（但不是全部）更年期相关症状可以采取激素替代疗法，这是一种主要的药物疗法。如果有证据表明激素替代疗法可以有效减轻或消除症状，我会明确说明。但当没有足够的研究支持它作为缓解某种症状的方法时，我也会向患者指出。如果你不适合接受激素疗法（请参考第7章的内容，确定激素替代疗法是否适合你），还有其他药物和补充剂能够非常有效地治疗你的症状。在考虑使用药物治疗时，你必须与受过更年期相关教育的医生面对面交流，去详细说明你的症状、目标和家族史，以便他们帮你确定最适合、最佳和最安全的方法。

适当的补充剂

在第 10 章，我将针对一些症状介绍相应的治疗方法，包括使用某些补充剂。补充剂在支持健康方面可以发挥非常重要的作用，特别是在缺乏某些营养素，或者需要额外的支持来达到某些健康目标时。如果临床上已经发现你缺乏某种营养素，你会希望你的医生给你开具合适剂量的补充剂，来弥补这种缺乏。然而，补充剂绝对不能用来替代富含水果、蔬菜、瘦肉蛋白、全谷物和健康脂肪的食品。这是因为根本没有任何药物能够替代从食物中获得的全部营养、纤维和保健作用。

我想强调一点，服用超大剂量补充剂不能带给你任何对抗因缺乏所导致的疾病的超能力。例如，维生素 C 缺乏会损害免疫系统，但大剂量服用并不能让你对疾病有更强的抵抗力。我知道有些非常规的医生和补充剂公司宣传服用大剂量补充剂具有某种神奇的功效，但这根本不是事实（尽管他们对你购买和服用超出所需的补充剂完全没有意见）。

补充剂的安全性和纯度的重要性

服用补充剂非常流行，这意味着消费者有很多选择，而这反过来又导致人们很难做出最佳选择。作为一名医生以及有自己公司的补充剂供应商,我建议你优先考虑高质量、高安全性和高纯度的产品。以下是一些关键的注意事项,用于确保你选择的补充剂的质量、安全性和纯度:

1. 第三方测试。知名补充剂品牌会投入资金做第三方测试,由独立实验室评估补充剂的纯度和效力,确保它们符合标签上标明的标准。

2. 透明度。值得信赖的品牌对其采购、制造流程和质量控制措施都是透明的。你应该能够获取有关成分来源、加工方式以及污染防控等流程的信息。

3. 拒绝使用独家配方。有些补充剂用独家配方做幌子,将各种原材料进行混合,而不标明各个组分的剂量。这种缺乏透明度的产品让人无法了解你真正购买的是什么。应选择那些明确列出成分含量的产品。

4. 检查过敏原。如果你有过敏史或对某些成分敏感,请仔细阅读标签,确保你所购买的补充剂不含麸质、大豆、乳制品或坚果等一些常见的过敏原。

在开始使用新的补充剂方案之前,请咨询这方面的医生,特别是当你存在健康问题或正在服用药物时。医生或其他医护人员可以帮助你确定哪些补充剂是安全且适合你的需求的。当然,要确保你的医生有资格提供你所需要的补充剂(或任何其他健康问题)的相关指导。你可以通过验证他们的证书来检查资格，确保他们有医疗保健或营养方面的背景，而且遵守医疗道德标准。

在第 10 章中，除了最能体现更年期健康的关键部分之外，我还发现在生活的一些其他领域养成良好习惯可以产生深远的回报。这些做法包括减轻压力、优化睡眠和社区参与等。

减轻压力

慢性压力不仅会降低生活质量，还会导致糖皮质激素水平升高。糖皮质激素指皮质醇等应激激素，例如，皮质醇水平升高会导致并加剧更年期激素变化带来的代谢功能障碍。应激激素会削弱免疫反应，使胆固醇升高，并减少肌肉组织对葡萄糖的利用，从而增加高血糖、胰岛素抵抗和 2 型糖尿病的风险。

采取减轻压力的措施可能避免一些代谢紊乱。减轻压力还能促进心理健康，改善全身健康，并减轻一些更年期相关症状。你也许已经找到了有助于降低压力水平的活动，关键是要坚持做。正念、冥想、呼吸、记日记和瑜伽随着时间的推移都有助于减轻急性压力水平。认知行为疗法等心理疏导也能提供帮助，它鼓励你识别并挑战那些根深蒂固的观念，让你能够设定更现实的期望，并采纳更具功能性的思考方式。

优化睡眠

众所周知，更年期会对睡眠造成干扰，可能导致盗汗、烦躁、睡眠呼吸暂停或其他对恢复性睡眠造成阻碍的症状。与慢性压力一样，睡眠不足也会导致皮质醇水平升高。它还会增加患睡眠相关的慢性疾病的风险，例如睡眠呼吸暂停和失眠等，这些疾病与抑郁、高血压、2型糖尿病、心脏病和卒中的风险增加有关。在绝经过渡期间及之后享受高质量的睡眠并不是偶然的。促进良好睡眠的一些最有效的方法包括：

- 设定合适的温度。当温度在15.5~19.4摄氏度之间时，睡眠质量最好。如果无法达到这个温度范围，可以考虑在房间中添加立式风扇，促进良好的空气流通。
- 定期锻炼。研究表明，将定期锻炼融入生活中可以帮助你更快入睡，延长睡眠时间并能提高睡眠质量。锻炼的时间可能很重要——对于一些人来说，临睡前锻炼可能会让他们更难入睡。注意你自己的身体对体力活动的反应，因为它与休息有关，并根据需要进行调整。
- 注重睡眠卫生。这对于更年期至关重要。要想让自己睡好觉，你可以避免在下午3点之后小睡，养成放松的就寝习惯，并按时进行规律睡眠。避免在临睡前吃太多食物，尽量减少光线的暴露，尤其是LED（发光二极管）电视和智能手机屏幕发出的光线，以便得到更好的休息质量。一个有效的经验法则是，让电子产品远离卧室。

社区参与

即使你很幸运地有一群年龄相仿的女性密友，更年期也可能是一段非常孤独的经历。这是因为围绝经期开始的确切年龄和症状的严重程度可能有很大差异，而你的朋友们要等到亲身经历过才会"明白"你的处境。幸运的是，社交媒体以及其他网络社区充满了真正理解你的人，她们正在帮助彼此摆脱更年期旅程中的孤独感，她们也不再因为出现看似奇怪的症状而感到困惑。我会开放免费访问我们的"Pause Life"网站的权限，同时还有很多其他很棒的线上空间，包括 Hey Perry、Stripes、The Swell 和 PeloPause 等。和与你有着共同经历，并且愿意开诚布公进行对话的人们联系，可以使你获得宝贵的认同感、信息、应对方法，还能收获友谊。

更年期的最佳习惯

以下的"工具包"适用于每一位处于更年期的女性：

营养调整

- 尝试间歇性禁食，可以获得抗炎功效；
- 使用营养跟踪设备：我最喜欢的是饮食健康管理软件 Cronometer；
- 摄入充足的蛋白质：理想体重下，每人每天每千克体重至少摄入 1.3~1.6 克蛋白质；
- 每天摄入少于 25 克添加糖；
- 每天摄入超过 25 克膳食纤维。

体育锻炼

- 每天拉伸；
- 每天进行平衡训练；
- 抗阻力训练：每周三天进行专项训练，渐进超负荷原则（比如，第一天进行推力训练，第二天进行拉力训练，第三天进行腿部训练等）；
- 改善心血管训练。

药物使用

- 在疗效大于风险的情况下，请考虑使用激素替代疗法；
- 其他建议药物。

补充剂（对于无法从食物中获取的营养素）

- 每天膳食纤维摄入量总计超过 25 克；
- ω–3 脂肪酸，每天 2 克；
- 维生素 D，每天 4 000 国际单位，含维生素 K；
- 肌酸，每天 5 克；
- 服用特定的胶原蛋白肽，Fortibone 能够增强骨骼强度，Verisol 能够促进皮肤的胶原蛋白；
- 根据风险因素和疾病的考量，还可选用姜黄、小檗碱、维生素 E 等补充剂。

减轻压力

- 阳光：眼睛暴露于阳光下可以增加大脑产生的血清素，这是一种调节情绪和健康的神经递质；
- 接触草地（真的）：研究表明，接触地面，即赤手或赤脚接触草地或土壤等自然界表面，可以降低应激激素，减少慢性炎症的标志物；
- 其他策略：这些策略都因人而异，你要找到适合你的。瑜伽、冥想、写日记、给你最好的朋友打电话、锻炼、设定界限、在海滩上散步或在大自然中徒步旅行……都是很棒的减压策略；
- 限制酒精摄入：这似乎有悖于常理，因为我们通常会通过喝酒来"放松"，但我们的酒精耐受度也会像激素一样直线下降（我们需要对此进行更多研究）。饮酒会加剧更年期的焦虑和情绪低落，并严重扰乱睡眠。

优化睡眠

- 考虑使用可穿戴的睡眠跟踪设备——我使用过一个，它帮助我认识到我的睡眠受到什么因素影响；
- 养成良好的睡眠卫生习惯。

第 10 章
实用而可靠的更年期工具包

我整理这个工具包的主要目的，是为你提供有助于缓解更年期相关症状并降低相关健康风险的工具。但我也希望工具包能够作为一种用于扩展知识的工具，我希望它能让人们（公众和医学界）了解更年期相关症状的多种表现方式。

我希望这份长长的症状清单能够证明，虽然你可能以前没有经历这些症状，但它们随时可能由于绝经过渡期间发生的激素变化而出现。长期以来，医学界一直将更年期的非典型症状归咎于衰老，而这种忽视导致本来无须遭受这些症状的患者无法得到治疗、检验或评估。

如果你曾经被医生忽视，或被拒绝提供适当的医疗护理和支持，那么请记住我看到你了，听到你的声音了，我与你同在。我希望这个工具包能够帮你在这个重大的人生转变期间主动管理自己的健康和幸福。

如何使用更年期工具包

我认为这个工具包中的大部分内容不言自明,但我确实想提供一些可能有帮助的说明。首先,所有条目都是按字母顺序排列。有些症状产生的根本原因相同,因此治疗方法也相似,我将它们放在一起讨论。例如,脱发、痤疮、体味和更年期体毛生长旺盛等都与雄激素水平的相对升高有关,因此你可以在"雄激素诱发病症"下面找到所列出的建议和治疗方法(想要查找其中任一症状,例如体味变化,可以查询对照表来找到讨论这些症状的标题)。

你会看到应对每种症状的方法的数目和类型都各不相同。我在前面提过,这是因为并非针对所有症状的研究都全面且充分。有些症状需要采用多种方法改善,包括营养调整、药物治疗、补充剂和运动等,而另一些仅可通过药物治疗。对于那些可应用多种方法改善的症状,我的建议是始终优先采用营养调整的方法,其次是运动、药物治疗和补充剂等。无论你决定采用哪种方法,关键是坚持下去,然后耐心等待改善的发生。

1. 胃酸反流/胃食管反流病,见胃肠道问题
2. 痤疮,见雄激素诱发病症
3. 雄激素诱发病症(痤疮/脱发/体味变化/体毛生长旺盛)
由于这些症状原因都相同,所以我将它们包含在一个条目中。

在围绝经期，雄激素的产生可能会相对增加，睾酮等性激素通常与肌肉发育和多毛症等男性特征相关。相对增加的意思是雄激素的增加不是一个孤立的事件，而是对其他激素和化学变化的反应，包括：

- 性激素结合球蛋白（SHBG）减少。雌激素和孕酮生成量的下降会导致肝脏生成的性激素结合球蛋白减少。这种蛋白在血液中与游离的性激素结合并使它们失去活性，因此当性激素结合球蛋白水平下降时，血液中游离的活性雄激素就会增加。
- 雄激素向雌激素的转化减少。在围绝经期，卵泡数量会减少，卵泡数量减少意味着雄激素向雌激素的转化减少。
- 肾上腺持续产生雄激素。一些雄激素是由肾上腺产生的，随着卵巢产生的雌激素减少，雄激素的功效相对来说变得更明显了。雄激素的相对增加可能使一些女性的性欲增强。

值得注意的是，并不是所有女性在围绝经期都会出现雄激素显著增加的症状，而且这种影响因人而异。这一转变期间的激素平衡很复杂，并受到遗传因素和全身健康状况的影响。在某些个体中，雄激素的相对增加有可能导致以下 4 种症状。

痤疮

　　我花了好几年的时间与身体发生的变化做斗争,却没有意识到那是更年期。我甚至不知道这是同一件事!我经历了不明原因的体重增加、囊肿性痤疮、抑郁、情绪波动以及严重且混乱的子宫不规则出血,我看过各种医生、尝试过各种补充剂和治疗方法……没有人认为这可能是围绝经期。与我同龄的妇产科医生对我表示同情,但没有给我任何答案,甚至连她自己都没有搞清楚!直到我看到哈弗博士在脸书上的视频直播,我才意识到问题在哪里!由于子宫不规则出血,我最终接受了子宫切除术,所以我不确定自己处于绝经的哪个阶段——进行血液检查才能确定。与此同时,我正在通过加尔维斯顿饮食计划来控制自己的症状。它帮我减少了症状发作的频率和严重程度,并用这种连医生都不知道的方式掌控自己的健康。

——玛格丽特·W.

　　痤疮是一种慢性炎症性疾病,会影响皮肤上的毛囊、毛干和皮脂腺单位。如果你在青少年或青年时期长过痤疮,那你一定非常熟悉痤疮的多种表现方式,包括毛孔堵塞、白头粉刺、黑头粉刺以及可能留下疤痕的疼痛性囊性丘疹等。

　　有些人对痤疮在中年期间出现或复发感到意外,但如果你知道痤疮最有可能在激素水平剧变时（即青春期或围绝经期）发生，你会发现这是有迹可寻的。这是因为皮肤中的皮脂腺在很大程度上受到睾酮和脱氢表雄酮等雄激素水平的控制。绝经过渡期间雄激素水平相对升高，患成人痤疮的风险就可能升高，如果你在青春期经历过痤疮，那么复发的风险也就更大。

由于水分、胶原蛋白和弹性蛋白的流失导致整体皮肤敏感性增加，因此我们在更年期更容易长痤疮。由于皮肤更加敏感以及老化，阳光照射、化妆品、吸烟、药物、压力和睡眠不足等因素都可能引发痤疮。

改善更年期相关痤疮的方法

市场上有许多产品可治疗和改善成人痤疮，你应根据你的皮肤症状的严重程度而选择最适合你的治疗方法。由于治疗痤疮有助于减少疤痕，因此重要的是不要拖延。

保持特定的生活习惯可以改善更年期相关的痤疮，从好的方面来说，这也能促进良好的整体健康。其中包括采取措施减轻压力，吃低糖高纤维、富含抗氧化剂的食物，并定期锻炼。如果你还没形成适合中年肌肤的日常护肤流程，请把它当作一份礼物送给自己。睡前给皮肤做一套护理是十分必要的，它能帮助减少痤疮的发生。

如果患有更年期痤疮，请考虑去看皮肤科医生，帮助你设计一个最适用于你的皮肤问题的治疗方案。这里面可能包含治疗痤疮造成的疤痕，并最大限度地减少皮肤老化的门诊治疗项目。

药物选择：通常，轻度痤疮可以通过长期局部治疗痊愈：

- 外用维生素A类药物包括阿达帕林（0.3%）、全反式维A酸、维生素A等处方药。其中，全反式维A酸可能是最有效的，但可能对敏感皮肤造成刺激。
- 过氧化苯甲酰（非处方药或处方药）应谨慎使用，因为它会导致皮肤刺激和干燥。
- 壬二酸是一种具有抗炎和抗菌特性的处方药。它还可以帮助缓解炎症后色素沉着过度。
- 氨苯砜凝胶是一种处方类抗菌和抗炎药物，耐受性良好，可作为长期治疗的手段。
- 处方联合疗法，如过氧化苯甲酰和阿达帕林或全反式维A酸和克林霉素联用也有效，但可能会增加刺激性。
- 不堵塞毛孔的保湿霜可用于减少痤疮发作。

其他选择还包括口服避孕药，可能在围绝经期有所帮助，因为它能减少卵巢产生的雄激素。遗憾的是，激素替代疗法用于治疗更年期痤疮尚未经过研究。

如果你的痤疮为中度至重度，或者对局部治疗有抗性，那么医生可能建议你使用抗雄激素或异维A酸等进行全身治疗。螺内酯是一种用于治疗高血压的利尿剂，由于其对抗雄激素的作用，常作为非正规用药使用。它以片剂形式（处方）提供，已被证明有助于改善激素性痤疮和囊肿性痤疮。

体味变化

> 当我43岁时，我取出了含有孕酮的宫内节育器。我的医生说我仍然可以怀孕，但没有提到激素冲击。我开始掉头发（很多），头顶的发量开始变得稀疏；我出汗时有一种难闻的洋葱味；我的私处也散发出恶臭气味。我的头皮长了痘痘，头发油腻，全身皮肤却十分干燥。我也确实感到性欲更加旺盛。我的医生告诉我，激素检测没什么用，并告诉我没有任何问题。后来，我终于找到了一位自然疗法的医师，他给我开了草药来调整我的孕激素水平，并发现我正在产生大量的5α-二氢睾酮。我开始服用锯棕榈胶囊，并立即有了改善。两年后，我终于找回了自己。我的头发又长出来了，我的异味消失了，私处也不令人不适了，我的油性头皮和干燥的皮肤都有所改善。
>
> ——娜丁·H.

绝经过渡期间睾酮的相对增高会导致汗液中细菌浓度升高，从而改变体味，变得更难闻。潮热、盗汗时出汗过多也可能使腋下滋生细菌，进一步加剧异味。这一时期常见的压力和焦虑水平的上升也会改变汗液的气味（是的，压力确实会让你变得很臭）。

减少体臭的方法

你可以通过使用激素替代疗法来控制潮热及其可能导致的出汗过多，从而减少体臭。这并不能完全消除体臭，但减少出汗可以缓解臭味。

其他消除体臭的方法包括：

- 锯棕榈胶囊是一种口服的草药补充剂，源自一种灌木状锯棕榈的果实。锯棕榈提取物已被证明可以通过阻止睾酮转化为二氢睾酮来干扰雄激素活性，而二氢睾酮是与刺鼻体味最相关的雄激素。
- 螺内酯是一种处方药，可以通过阻止雄激素对皮肤的影响来帮助减少体臭。你需要与你的医生讨论如何开这种药。
- 扁桃酸外用于皮肤可以阻止细菌对体液的分解，具有抑菌作用且无刺激性。通常，它作为除臭剂涂在皮肤上，可替代普通含铝除臭剂。我最喜欢的品牌是 Lume 全身除臭剂。

脱发

当我 40 多岁时，我开始出现许多症状——臀部滑囊炎、膝盖疼痛、脱发、睡眠不佳、漏尿、乳房胀痛、尿路感染、肩周炎、皮疹等。几年前，我被诊断出患有甲状腺疾病。有一段时间，我的内分泌科医生给我开了甲状腺药物，我去看了一位骨科医生治疗关节疾病，向妇科医生询问性功能障碍和乳房胀痛的问题，在一位泌尿科医生那里治疗尿失禁，并且在皮肤科医生处治疗脱发和皮肤问题。内分泌科医生和妇科医生争论究竟是甲状腺还是雌激素导致了这些长期症状。最后，我在加利福尼亚州找到了一位自费的内分泌科医生，帮助我解决了所有这些症状。她让我开始接受激素替代疗法，这解决了我的许多问题。她认为激素系统是一个整体。

——丹妮斯·S.

更年期脱发很常见，并且常常是造成严重痛苦的原因。它可能是对许多因素的反应，包括压力、药物、疾病和遗传倾向等，但主要是由绝经过渡期间可能开始发生的雄激素水平相对升高引发的。通常，更年期脱发有以下几种表现形式：

- 女性型脱发（FPHL）指头顶的头发逐渐稀疏，从头部中心部分开始变薄。通常，额头的发际线保持完整。
- 休止期脱发（TE）或突然脱发，可能在重大生活压力、慢性疾病、新冠感染或使用某些可能导致意外脱发的药物后出现。前后两种情况可以共存，并且女性型脱发可能会在急性休止期脱发发作后恶化。
- 男性型脱发（MPHL）虽然不太常见，但也可能发生在女性身上，导致头顶稀疏或秃顶，以及太阳穴处发际线后移。
- 前额纤维化脱化（FFA）主要见于更年期女性，是一种炎症性疾病，可导致鬓角脱发和全身毛发脱落，包括眉毛和睫毛。

与更年期无关的其他疾病，包括甲状腺疾病、瘢痕性脱发、拔毛症和斑秃等，也可能是脱发的潜在原因。你需要咨询皮肤科医生，找出症状的根本原因很重要。

预防脱发的方法

对于更年期脱发，治疗的目标通常是防止进一步脱发，而不是促进再生。因此，如果你发现自己出现了规律性的脱发并且希望挽救一下，请务必尽快去看皮肤科医生。医生可能还会进行营养缺乏测试，营养不良也能导致或加重脱发，需要通过补充营养来恢复。

药物选择：治疗脱发有多种选择，但只有一种药物获得美国食品和药物管理局批准用于治疗女性型脱发：

- 外用米诺地尔通过延长生长期和增加毛囊大小来促进头发

生长，通常与口服抗雄激素（如螺内酯）联合使用。我自己也在使用米诺地尔。我购买的是浓度为5%的"男士强加版"，并将其装在喷雾瓶中，每周3晚在头皮上涂抹两英寸[①]的区域。可能的副作用包括多毛症、接触性皮炎和头皮刺激等。最初，米诺地尔会导致暂时性脱发加重，也就是所谓的"狂脱期"，但随后会在4~6个月内趋于稳定或改善发量。

其他治疗方法包括：

- 低强度激光治疗；
- 富血小板血浆治疗；
- 毛发移植；
- 激素疗法、抗雄激素和雌激素疗法也被认为是有帮助的，尽管还没有确凿的证据表明绝经激素疗法本身对促进绝经后女性的头发生长有效；
- 螺内酯是一种可有效阻断雄激素的处方药。这种药物已获得美国食品和药物管理局批准用于治疗其他疾病，不用于治疗脱发。但有些医生仍用它来治疗脱发；
- 非那雄胺是一种处方药，对男性型脱发有效，但未获批准

---

① 1英寸≈0.025米。——编者注

用于女性；
- 雌激素疗法和辅助治疗，如比马前列素、酮康唑洗发水和低强度激光设备也是可选择的；
- 增发纤维喷雾、增发粉和假发都可以使头发看上去更浓密。

多余毛发生长

异毛恶发指女性在雄激素敏感区域（例如胸部、背部或面部）出现过度、粗糙或深色毛发生长的病症。面部、下巴、上唇和脸颊是雄激素最敏感的部位，因此这些部位的毛发最有可能增多。

异毛恶发的根本原因与雄激素有关。在育龄期，卵巢产生过多的雄激素（多囊卵巢综合征时会发生这种情况），或者对正常雄激素水平过敏（称为特发性异毛恶发）时，可能会导致多余毛发生长。在更年期或生育后期，由于雄激素相对雌激素的减少而增加，你就有可能出现多余毛发生长。（一个残酷的命运转折是，如果使用米诺地尔治疗女性型脱发，可能会无意中增加面部毛发。）

减少多余毛发生长的方法

针对多余毛发生长管理的差异很大，具体取决于它所造成的沮丧或痛苦的程度。对于一些人来说，她们只需要一把好用的镊子和明亮的灯光。而对于其他人来说，这还远远不够。如果你属于第二类，可以去看皮肤科医生，寻求帮助，制订针对多余毛发生长的计划。这类计划可能涉及检查雄激素水平是否过高并排除其他异常情况，然后进行治疗。

一些药物治疗方案包括：

- 抗雄激素/雄激素阻滞剂，如螺内酯；
- 5α-还原酶抑制剂，如非那雄胺和度他雄胺；
- 药物治疗后进行机械脱毛，如拔毛、脱毛或剃毛；
- 漂白剂或化学脱毛剂；
- 电解脱毛或激光治疗（可能的副作用包括毛囊炎、色素沉着和毛发内生等）；
- 雌激素疗法可能会延缓异毛恶发的进展，但无法将粗糙的毛发变成柔软的毛发。

4. 焦虑，见心理健康障碍和情绪变化
5. 关节痛，见肌肉骨骼疼痛
6. 关节炎，见肌肉骨骼疼痛
7. 哮喘

哮喘是一种气道发炎的疾病，会导致呼吸困难、咳嗽或气短等症状。虽然引起症状的是肺部的局部炎症，但全身性或慢性炎症可能在哮喘的发展或恶化中发挥作用。

与男性相比，女性哮喘更为常见且严重，这一事实使人们相信激素可能是其中的关键因素，特别是雌激素。我们知道，在更年期，雌激素水平下降会导致全身抵抗炎症的能力减弱，从而使所有身体系统都容易受到炎症性疾病的影响。这包括造成肺部疾病或功能障碍的易感性。一些研究表明，迟发性哮喘（定义为 40 岁后诊断出的哮喘）是由雌激素水平波动和下降时可能引发的全身炎症引起的。遗憾的是，迟发性哮喘可能比青年时期发生的哮喘更难治疗，而且对抗炎药物的反应更差。

治疗哮喘的方法

研究发现，与没有哮喘的更年期女性相比，患有哮喘的更年期女性的雌激素水平下降更显著，这表明雌激素确实在保护呼吸系统健康方面发挥着至关重要的作用。因此，替代雌激素是治疗更年期哮喘的一个关键考虑因素，但目前的研究得出了相互矛盾的结果。下面让我们来看一下。

发表在医学杂志《哮喘和下呼吸道疾病》上的研究发现，激素替代疗法可降低更年期女性患迟发性哮喘的风险。其他研究表明，激素替代疗法有助于使患有哮喘的女性雌激素水平恢复正常，还可以减轻与更年期哮喘相关的症状。然而，2021 年发表的另一项研究出现了与之矛盾的结果，这项研究发现激素疗法的使用与新发哮喘的发生有关。而对于哮喘病患者来说，停止激素替代疗法可以有效消除哮喘。

我分享这些信息不是为了让你感到困惑，而是确保你了解这方面研究的全貌。我认为，呼吸系统健康与激素替代疗法的关系可能与我们在心脏或神经系统健康方面看到的情况类似。也就是说，如果一个人身体的某个部分已有炎症进展，激素疗法可能会加剧炎症状态，而不是帮助纠正炎症或避免额外的细胞损伤。我们已经使用"时机假设"来帮助那些可能易受心脏和大脑疾病影响的女性，但尚未对肺部疾病进行研究。在获得更确凿的科学依据之前，我建议你与医生讨论激素替代疗法后可能出现的哮喘相关症状。如果出现新症状，或许需要考虑减少或停止激素替代疗法。

8. 自身免疫病（新发或恶化）

在短短几年的时间里，我被诊断出了一系列自身免疫病——硬化性苔藓、肩周炎、类风湿性关节炎和炎症性肠病。这些疾病分别由我的全科医生或专科医生诊断出来，因此没有一个人看到了全局。直到我读了几本关于更年期的书籍，其中简要提到了自身免疫病，我才把这些疾病联系了起来，并且联系了我的医生。5年多以来，我的月经一直有大量血块，之后就停止了。于是，我们讨论了激素替代疗法，如今我已经使用雌激素贴片和服用孕酮药片一个月了（我今年50岁）。请花一些时间来研究自身免疫病和更年期之间的联系！

——卡洛琳·L.

自身免疫病的特点是身体的免疫系统攻击自身的健康细胞和组织。在健康的免疫反应中，炎症是一件好事，它可以保护你免受疾病侵害，并帮助你从伤害中恢复过来。但炎症反应过度可能引发自身免疫病的发生。自身免疫病有 80 多种，包括类风湿性关节炎、多发性硬化、格雷夫斯病和桥本甲状腺炎（两种甲状腺疾病）以及牛皮癣。女性患自身免疫病的可能性要加倍，而且她们最常因承受巨大压力或激素发生显著变化而发病。显然，更年期同时满足了这两个条件！

　　研究发现，绝经过渡期间发生的激素变化会影响炎症过程，并导致免疫系统功能中断，而免疫系统功能正是自身免疫病的根源。雌激素的自然减少也起到了一定作用。正如我在前面提到的，雌激素具有很强的抗炎作用，当雌激素在绝经过渡期间减少时，可能导致低度慢性炎症状态。

　　雌激素水平下降似乎还会破坏中性粒细胞与淋巴细胞的比例，这两种关键的白细胞类型在保护身体免受病毒、细菌和疾病侵害方面发挥着重要作用。研究人员发现，在绝经过渡期间，这一比例可能出现偏差并造成不平衡，从而增加患自身免疫病的风险。

自身免疫病的治疗方法

　　以下措施有助于预防或缓解自身免疫病：

- 已发现激素替代疗法对类风湿性关节炎患者具有保护作用，

这可能是由于雌激素有助于减少关节处的炎症。
- 维生素D有助于调节免疫系统并减轻炎症，因此维生素D水平低被认为是自身免疫病发生的关键触发因素也就不足为奇了。虽然没有普遍规定的剂量或日照时长，但补充维生素D已被证明有益于预防或改善自身免疫病。我建议每年检查你的维生素D水平，如果低于建议范围，请服用补充剂。
- 研究表明，有一种叫作类黄酮的植物化合物可能通过阻止免疫系统损害自身来预防自身免疫病。你可以从苹果、蓝莓、洋葱、柑橘类水果和菠菜等食物，以及某些类型的茶（包括绿茶）中摄取类黄酮。
- 含有乳杆菌和双歧杆菌的益生菌可能有助于促进免疫细胞之间的平衡，这是预防自身免疫病的关键。益生菌还被证明有助于缓解胃肠道症状，并减少类风湿性关节炎、溃疡性结肠炎和多发性硬化等炎症。
- 姜黄素是一种在金黄色香料姜黄和补充剂中发现的植物化合物，已被证明具有令人难以置信的治疗功效。在免疫系统中，姜黄素有能力对抗细胞因子的影响，细胞因子是一种在自身免疫性疾病中会导致细胞损伤的促炎症蛋白质。

9. 胃气胀，见胃肠道问题

10. 身体成分变化/腹部脂肪堆积

我本以为我的人生中了头奖：在55岁的年龄，月经仍然很准时，感觉就跟 30 多岁时没什么区别——生活很美好！直到它不再出现了（谢谢你，新冠感染，你把我一脚踢进了更年期）。火山喷发一般的盗汗几乎在一夜之间就开始了！每天夜里，我会醒来三四次。我完全清醒，浑身湿透，不知道身体到底发生了什么。又一个不眠之夜，我从床上滚下来，肩膀、臀部和胸部都非常酸痛，我突然发现上腹部如此突出，就像怀孕 6 个月一样！然而，我没有听说任何一个人经历过这一切，我心想：那些像我一样如此煎熬的女士们都在哪里呢？在无声地忍受着痛苦吗？为什么要这样？为什么我们就这样安静地坐在那里，忍受着，困惑着？是因为感觉耻辱吗？是因为不信任吗？还是觉得自己的经历比较特殊？拜托，女士们，这是真实存在的，而且十分严重，我们需要进行讨论，重新夺回我们的健康！

——辛迪·F.

我们中的大多数人在一生中的某个时刻都会体重增加。我们知道这种感受，知道我们的身体会随着体重增加发生怎样的变化，也有一些方法能帮助我们恢复到想要的状态。而围绝经期由激素引起的体重增加则是另一回事。也许它发生得很突然，更像是身材的改变，而不是体重的增加。它可能很顽固，从前那些值得信赖的减肥方法完全失效。这一次是不同的感觉，因为确实不一样了。

我在第 6 章中提到的，患者来到我的诊室的主要原因之一就是这种与平时不同的、特殊的、常常令人意外的体重增加。通常，我会解释说事出必有因，这是雌激素水平的变化导致的。随着围绝经期雌激素水平开始波动并呈下降趋势，我们储存脂肪的位置可能开始发生变化，即腹腔内脂肪增加。你可能会开始感觉腹部逐渐突出，裤子越来越紧。这是由于新堆积的内脏脂肪造成的。

内脏脂肪是一种腹部深层脂肪，会通过释放促炎症蛋白质引发很多代谢问题，给人体带来深远的影响。内脏脂肪与高胆固醇、胰岛素抵抗以及慢性炎症有关，并且是 2 型糖尿病、心血管疾病和认知障碍的风险因素。

问题是，雌激素水平下降会让我们的内脏脂肪增加，在绝经前和绝经后，内脏脂肪的增加幅度很大：一项研究表明，绝经前女性的全身脂肪中约有 5%~8% 是内脏脂肪，而绝经后女性的全身脂肪中约有 15%~20% 是内脏脂肪。

好消息是，有几种方法有助于对抗内脏脂肪的增加。它们或许与你以前尝试过的方法不同，所以我鼓励你保持开放的心态！

应对身体成分变化的方法

前文总结的"更年期的最佳习惯"中提到的许多策略也可用于解决内脏脂肪增加的问题。其中包括富含天然膳食纤维、瘦肉蛋白、坚果、种子、水果、豆类和抗氧化剂，以及低加工碳水化合物的饮食（我将在本条目中详细介绍）。一些方法已被证明对减少腹部脂肪尤其有效，包括：

- 不吸烟。对于吸烟的人，戒烟能够带来内脏脂肪减少的显著变化，降低心血管疾病、卒中和其他代谢紊乱的风险。（访问美国疾病控制与预防中心、美国癌症协会或美国肺脏协会网站，获取有用的戒烟资源。）

- 找到适合的减压方法。压力能够增加皮质醇等应激激素的水平，从而加剧炎症并导致内脏脂肪增加。此外，压力会降低生活质量，并且加剧更年期相关症状。在我们生命中的这个时期，必须优先考虑找到正确的减压方法。在你二三十岁有效的方法现在可能已经行不通了。问问自己：有什么东西能带给我平和与宁静的感觉？如果你的答案引导你采取行动，那就开始做吧。如果想不出任何办法的话，这里有一些提示：短距离散步、呼吸更多的新鲜空气、写日记、使用冥想应用程序或者联系心理疏导师和治疗师进行治疗。

- 良好的睡眠。研究表明，慢性睡眠不足可能与内脏脂肪增加有关。更年期所面临的挑战是在找到获得优质睡眠方法的同时，还要应对新增的破坏性盗汗和其他可能干扰睡眠的症状，例如睡眠呼吸暂停和焦虑等症状。回顾一下前文关于睡眠障碍的条目，你可以找到一系列的方法，但你首先应该关注的是改善你的整体睡眠卫生。这意味着要调整房间温度、床上用品和衣物的舒适度，并消除可能的噪声或光线干扰。

我还鼓励你：

- 积极参与社区活动。在应对绝经过渡期及其相关症状时，你也许会感到特别孤独，但很多人都能理解你正在经历的事情。与她们进行联系有助于减轻你的孤立感。过去几年间，与更年期有关的在线社区呈爆炸式增长——它们提供了相互联络的机会和更多获取信息的机会。你可以在 Pause Life 网站、Stripes 等网上社区查找相关内容。
- 建立测量的基线。我发现，对于我的很多患者来说，确定腰臀比有助于建立一个可靠的标记，任何变化都可以通过它来进行测量。要计算腰臀比，请在腰部最细的地方（通常在肚脐或肚脐上方）测量腰围，然后在臀部最宽的部分测量臀围。现在，将你的腰围测量值除以臀围测量值（腰围÷臀围）。在女性中，0.85 或更低的比率表明你患某些疾病的风险较低。

营养调整

有用的营养调整方法包括：

- 遵循抗炎饮食：富含复杂碳水化合物、瘦肉蛋白和健康脂肪（坚果、种子、鳄梨、橄榄油/鳄梨油、多脂鱼）的饮食能够降低炎症，促进激素产生，并改善全身健康状况。
- 限制添加糖的摄入：每天摄入的添加糖不超过25克。添加糖指在食品和酒精的制作和加工过程中添加的糖。
- 增加膳食纤维摄入量：每天至少摄入25克膳食纤维。大部分膳食纤维应该来源于食物，但许多人很难实现这一目标。你可以在市面上选择一种膳食纤维补充剂。
- 多吃蛋白质：每个人需要的蛋白质有所不同。但研究表明，比起摄入量较少的人，每千克标准体重摄入至少1.2~1.6克蛋白质的人，腹部脂肪更少，肌肉量也更多，脆弱性（根据功能性力量测量的指标，通过握力、从地上站起来等动作进行评估）得分较低。良好的蛋白质来源包括蛋类、鱼、豆类、坚果、肉类和乳制品等。
- 从食物中获取益生菌：富含益生菌的食物包括酸奶、酸菜、味噌汤、软奶酪、开菲尔酸奶、酵母面包、嗜酸乳和酸黄瓜等。如果无法从食物中获取益生菌，请考虑服用益生菌补充剂。
- 考虑间歇性禁食（IF）：研究表明，间歇性禁食或许是减少内脏脂肪的有效策略。一项名为PROFAST[①]的研究表

[①] 益生菌和间歇性禁食改善前驱糖尿病。——译者注

明，对于患有肥胖症和前驱糖尿病的成年人来说，连续12周的间歇性禁食与益生菌补充剂相结合，可以使体重减轻5%，降低血糖水平，并使全身脂肪、腹部脂肪和内脏脂肪都有显著减少，体重也明显减轻。同时，通过双能X射线吸收法测量的去脂质量（即肌肉质量）有所增加。2022年的另一项研究发现，间歇性禁食与"蛋白质间隔进食"（即均匀分配全天富含蛋白质的膳食和零食摄入）相结合，在减肥、身体成分、心脏代谢健康和饥饿管理等方面要优于标准的热量限制饮食。（间歇性禁食有多种方法，我在《加尔维斯顿饮食计划》中有详细讨论。我向我的患者推荐的是16+8轻断食，也就是连续16个小时保持空腹和8个小时进食。）

体育锻炼

虽然腹部锻炼无法减少内脏脂肪，但持续的体育活动可以带来正向的代谢变化，促进内脏脂肪减少并防止腹部脂肪增加。定期锻炼确实会成为纠正激素带来身体成分变化的最有效"疗法"之一。一位研究人员写道，运动"对于减轻更年期内脏脂肪的堆积至关重要"。剧烈的心血管和力量训练的良好平衡能够改善新陈代谢、维持健康的腰臀比、支持骨骼和关节健康、产生改善情绪的内啡肽，并促进更好的睡眠。

补充剂

一些研究表明，ω–3 脂肪酸和膳食纤维补充剂有助于减少内脏脂肪。

益生菌还被证明能够针对性地降低腹部脂肪，有证据表明，以乳酸菌为主的益生菌能够使内脏和皮下脂肪减少，以双歧杆菌为主的益生菌能够减少内脏脂肪。

琉璃苣油含有高浓度的 γ–亚油酸（GLA），这种脂肪酸经研究表明具有减轻炎症的能力。在更年期女性中，它还被发现有助于降低腰臀比。

药物选择

发表在《临床内分泌与代谢杂志》上的研究指出，使用激素替代疗法与内脏脂肪的显著减少有关。然而值得注意的是，这种效果在过去的激素疗法使用者中并未出现，这表明，如果你打算停止使用激素替代疗法，那么制定备用策略很重要。

控制体重的激素

在本书中，我重点关注的是性激素（例如雌激素和睾酮）之间复杂的相互作用，它发生在你的体内，对许多活动都产生影响。还有一些激素与我们的食欲有关。这些激素在控制饥饿感和产生饱腹感方面发挥着重要作用，包括胰岛素、瘦素、胃生长激素释放素、皮质醇以及其他一些关键的激素。我在《加尔维斯顿饮食计划》中对这些激素进行了详细介绍，并制订有助于优化这些激素功能的更年期膳食计划和食谱。你可以通过尝试前文中提到的许多营养策略，在食欲调节激素方面取得很大的进步。

在治疗更年期体重增加时，可选择使用胰高血糖素样肽-1受体激动剂（如索马鲁肽）。与任何药物一样，必须权衡疗效与风险。我和同事们支持在有需要时使用这些药物，但要注意确保患者摄入足够的蛋白质并定期进行抗阻力训练。这些习惯可以确保减肥不会导致肌肉过度流失，从而降低骨质疏松和骨折的风险。

11. 体味变化，见雄激素诱发病症
12. 脑雾

在我的围绝经期达到高峰时，脑雾始终挥散不去。我无法集中注意力，在工作时痛苦万分。我的老板以为我很懒，但他不知道我正在经历什么。我不断地锻炼身体并调整饮食，却看不到任何效果。事实上，我的体重增加主要是在腹部，看起来像怀孕了。现在，我已经接受激素替代疗法10周了，我感觉有了明显改善。我仍然在适应，但潮热已经完全停止了，总的来说，我感到内心很平静。我不再那么焦虑了。我很期待接下来几个月将会发生什么样的变化。

——克里斯特尔·B.

在绝经过渡期间，大脑功能的显著变化十分普遍。这种变化通常被描述为"脑雾"，尽管医生更倾向于将其定义为认知能力下降或认知困难。通常，脑雾与学习和语言记忆的改变有关，表现为记不起名字、单词或故事，以及无法保持思路或回忆起走进一个房间是为了什么，诸如此类。

当雌激素水平在围绝经期开始波动时，脑雾最有可能开始发生。海马和前额皮质中有雌激素受体，这些区域在大脑中负责记忆和其他认知功能。当雌激素水平下降时，这些受体可能不会被触发，因此执行回忆和集中注意力所必需的活动也就没法进行，让你感觉像棉花球一样迟钝。

研究表明，经常出现潮热的患者更容易出现记忆困难，而情绪问题和睡眠障碍可能会使情况变得更糟（这可能是由于潮热造成的，从而形成一种恶性循环）。更年期相关症状的存在也可能表明你的大脑由于激素变化而发生了结构变化。好消息是，随着时间的推移，这些变化似乎大部分能够自行恢复。

通常，更年期发生脑雾会引起担忧，因为人们担心这可能是痴呆的征兆。但痴呆在64岁之前其实很少见，因此四五十岁时发生的认知问题更像是激素水平下降的结果。许多（或许是大多数）女性一旦绝经后，记忆就会重新变好。（这并不是说你一到更年期，记忆的钥匙就会被归还，而更像是逐渐恢复到更熟悉的大脑功能。）然而，在一些具有认知缺陷的女性中，这种缺陷能够通过遗传、环境或生活方式等因素导致大脑功能持续衰退。

减少脑雾的方法

更年期雌激素的流失会对大脑产生重大影响。雌激素具有保护神经的作用,能保护脑细胞免受氧化应激和 β-淀粉样蛋白毒性的影响,高水平的 β-淀粉样蛋白毒性与阿尔茨海默病中发生的细胞损伤类型有关。雌激素似乎还能抵消应激激素对大脑的影响,增强大脑的恢复能力和保护能力。随着雌激素水平下降,我们发现大脑的认知和心理健康功能都在恶化,这可能是丧失多重保护的后果。所有这些都表明,让雌激素回到我们的身体中很可能是保护大脑的第一道防线,但其他方法也可能有利于更年期的大脑功能。

一般来说,你可以结合许多同样有助于保持全身健康的活动来长期保护大脑健康,并减少脑雾和患痴呆的风险。这些活动包括:

- 监测血压、胆固醇水平和血糖,一旦水平升高则需要进行治疗;
- 避免吸烟或过量饮酒;
- 每周至少进行150分钟中等强度的有氧运动;
- 控制体重增加;
- 保持社交联络;
- 定期进行"认知锻炼"——定期阅读、学习新东西或做任何可能锻炼大脑的事。

药物选择

一些研究表明，神经炎症和应激激素会对大脑产生负面影响，而雌激素疗法可能有助于恢复对大脑的保护。我们需要进行更多的研究，才能自信地说激素疗法是否可以改善所有女性在绝经过渡期间的记忆力和注意力。目前的科学见解表明：

- 对 40~45 岁之间绝经（早绝经）的女性进行雌激素疗法，可能有助于维持认知功能和降低患痴呆的风险。
- 对于其他处于更年期的女性，使用激素疗法似乎对认知功能是安全的。但如果已经绝经 10 年以上，则需要特别注意所使用的药物。研究表明，在这一群体中，使用妊马雌酮（倍美力）和醋酸甲羟孕酮会使风险增加，而口服雌二醇联合孕酮则无功无过。

当下有许多重要的研究正在进行，想找到更多在更年期激素变化期间用于维持认知健康的方法。我在第 4 章中提过的莉萨·莫斯科尼博士在她的书《来吧，更年期！》中对目前最尖端的研究进行了详细讨论。如果你想要从神经科学方面深入研究更年期，这是一本必读书。

营养调整

为了提供针对年龄增长的额外的神经保护，我建议要确保摄入充足的抗氧化微量营养素，例如维生素C和维生素E等，以及抗炎的常量营养素，例如ω-3脂肪酸等。

- 维生素C和维生素E的一些最佳膳食来源包括葵花籽、杏仁、绿叶蔬菜（甜菜、羽衣甘蓝、菠菜和甘蓝）、柑橘类水果和十字花科蔬菜等。
- 补充ω-3脂肪酸可以多吃冷水多脂鱼类，如鲑鱼、鲭鱼和沙丁鱼，以及坚果和种子，如亚麻子、奇亚籽和核桃等。

13. 乳房胀痛

我的更年期故事开始于36岁。有一段时间，我的乳房非常柔软和疼痛。右侧乳房疼痛得特别剧烈，我还以为自己得了乳腺癌。庆幸的是，这种症状后来消失了，但当我40多岁的时候，失眠、慢性干眼症和夜间燥热等症状出现，最终演变成严重的潮热，主要发生在晚上。这些症状陪伴了我两年。当我49岁时，医生告诉我，我的卵巢已经完成了它们的使命，我不必再担心节育了。潮热也消失了！我以为自己熬过去了，但我错了！两年后，潮热再次出现，一直持续到今天。2024年3月时它停止了一段时间。我多希望一切就这么彻底结束，然而并没有，4个星期后，我的面部出现痤疮、乳头变硬、肚子胀气，而且潮热又回来了……它会结束吗?我开始怀疑人生了。

——詹妮弗·P.

乳房疼痛或胀痛,也称为乳腺痛,通常发生在月经周期或妊娠期间,并且是有规律的,月经周期一停止就会消退。然而,对于一些女性来说,乳房疼痛可能会持续很久,使人们担心是乳腺癌的症状。然而,无论多大年龄的女性,乳房疼痛很少与乳腺癌有关。

乳房疼痛可以是周期性的,也可以是非周期性的。

周期性乳房疼痛是最常见的类型,与月经有关。它是由每月的雌激素和孕酮水平波动引起的,这两种激素对乳房组织都有刺激作用,使其储存水分并增加导管和乳腺的大小和数量。

育龄期女性会在月经前几天出现周期性乳房疼痛。乳房可能出现触痛、疼痛或不平整的块状感,并且疼痛可能会延伸到乳房的上部和外部、腋窝和手臂。月经结束时,症状通常会消退。这种周期性乳房疼痛在围绝经期有可能恶化,激素水平在这个时期会不规律地激增和下降,并持续到绝经,尤其在使用口服避孕药或激素疗法的女性中更加明显。

非周期性乳房疼痛与月经无关,也没有任何可以预测的模式。它可能是持续或间歇性的,发生于一个或两个乳房,可能涉及整个乳房或一小部分。通常,非周期性乳房疼痛代表你可能有一些疾病,例如囊肿、创伤或良性肿瘤等。一些涉及胸壁、食道、颈部和上背部，甚至心脏的疾病都会造成乳房疼痛的症状。

患有纤维囊性乳腺病的女性，可能发生一侧或两侧乳房周期性或非周期性疼痛。这种疾病非常常见，会导致正常乳房中的组织增厚或囊肿数量增加，导致疼痛、压痛或肿块的发生。

细胞内脂肪酸不平衡也可能出现乳房疼痛，这会使乳房组织更容易受到激素变化的影响。

应对乳房疼痛的方法

佩戴支撑性胸罩、避免摄入咖啡因和尼古丁，以及使用冰袋或热敷等方法均可缓解乳房疼痛。服用月见草油或鱼油补充剂也有助于缓解症状。

除了这些方法之外，最适合你的方法很大程度上取决于具体问题。建议尝试：

- 非甾体抗炎药（NSAID）；
- 锻炼治疗胸肌拉伤或关节炎；
- 使用抗生素治疗乳腺炎；
- 针对脓肿或囊肿做引流。

14. 脆甲症

有时，我会无缘无故地感到疲惫不堪。我会一瞬间就忘掉别人刚刚告诉我的事情或我正在思考的事。这似乎是痴呆的前兆！睡眠质量差和缺乏睡眠确实对我造成了影响。我能够很快入睡，但睡不了多久。我始终都非常疲倦，需要午睡补足精神，活成了一个隐士。我的皮肤很痒，指甲很脆弱，关节很痛，而且身体各处的脂肪不断堆积！我坚持锻炼，但还是特别想吃甜食，几乎嗜甜如命！我变得很暴躁（我曾经发过誓不会变成一个脾气暴躁的老太太！）。我运动时膀胱漏尿的情况变得更严重了，还会突然发生心悸，有些食物的味道也变了。连我的经期也不规律了！我真的受够这一切了！

——洛丽·G.

脆甲症是指指甲变得脆弱、干燥，更容易折断或开裂。绝经后的女性由于指甲发生化学变化，特别容易出现指甲变脆的情况。我们的指甲板依靠胆固醇硫酸盐来增强强度，而当绝经导致激素发生变化时，这种成分会减少。

此外，患有贫血或甲状腺疾病、经常洗手或经常接触刺激性化学物质也可能使指甲变脆弱。

强化指甲的方法

我们可以通过避免使用刺激性化学物质并保持指甲清洁和

干燥，来对指甲进行护理。如果指甲变脆弱，也可以采取其他方法来改善指甲的强度和状态。

营养和补充剂方面的策略有：

- 摄入更多生物素，又称维生素B_7。生物素是一种水溶性维生素，有助于维持皮肤、头发和指甲的健康。生物素可以从鸡蛋、坚果和全谷物等食物中获取，也可以以补充剂的形式补充。
- 增加微量元素的摄入量。微量矿物元素指各种生理功能所需的少量矿物质。据报道，补充一些微量元素对脆甲症有改善作用，包括铁、锌和铜等元素。
- 增加氨基酸摄入。指甲主要由角蛋白组成，而角蛋白是由氨基酸（尤其是半胱氨酸）构成的。多吃富含半胱氨酸的食物，如禽类、鸡蛋、牛肉和全谷物等，有益于指甲健康。

作为一种药物选择，雌激素疗法也会有所帮助。由于激素替代疗法对胶原蛋白有改善作用，因此有助于改善指甲的质量，但在这方面还需要更多的研究。

15. 灼口综合征

一切都是从我的第三个孩子出生后开始的。我那时33岁，月经变得很不规律。起初是每三个月来一次，之后每六个月来一次,直到我 40 岁时就完全结束了。医生为我进行了所有检查。她让我服用激素药物,试图重启我的月经,然而并没有效果。由于我的子宫内膜增厚,她给我做了宫颈扩张及刮宫术(D&C)。最终,她得出的结论是,我的情况属于过早绝经。后来,我的脚出现刺痛和灼烧感,舌头也有灼烧感。医生把我转诊到神经科,神经科医生把能想到的血液检查全做了。我的腿部和手臂也做了活组织检查来查看我的神经情况。血液检查全部正常。神经科医生说我的症状是特发性的,只留下一句:"如果病情恶化,请告诉我。"没有一个人认为这可能是更年期。

——帕蒂·V.

灼口综合征指口腔没有明显的受伤迹象而出现烧灼、刺痛、烫伤、触痛或麻木等感觉。灼口综合征最常见于舌尖,也可在嘴唇、舌头两侧或上腭感觉到。女性出现灼口综合征远多于男性(女性与男性的比例为 7∶1),而患有这种让人痛苦的综合征的大多数患者是绝经后的中年女性。

我们还不完全理解为什么绝经后的女性更容易出现灼口综合征,有一种理论认为,更年期雌激素水平的急剧下降会改变影响神经功能的化学物质的产生,而这种破坏可能是导致口腔神经网络疼痛和刺痛的原因。其他研究人员认为,我们的唾液可能发生了某种变化,改变了口腔中细胞的感知方式。

缓解口腔灼热感的方法

灼口综合征的治疗方案旨在改善症状，尤其是疼痛症状，这种症状可能非常折磨人，并且让人虚弱。

- 低剂量的苯二氮䓬类药、三环类抗抑郁药和加巴喷丁组合用药已被证明能够有效减轻疼痛。
- 外用或口服氯硝西泮可以显著改善疼痛（在这种情况下，外用指像含片一样含服氯硝西泮片剂，在局部，也就是口腔中获得最显著的药效）。
- 也许听起来很奇怪，但稀释的辣椒酱也可以减轻与灼口综合征相关的口腔疼痛（科学家做了一项研究来验证这一点）。辣椒酱中含有辣椒素，可以通过使口腔组织脱敏来缓解疼痛。可以将辣酱与水按 1∶2 的比例涂抹在口腔症状最严重处，每天三四次。
- 先前的研究探讨了激素替代疗法是否能有效减轻灼口综合征的症状，结果好坏参半。这种疗法可能有所帮助，并且值得一试，特别是你在出于其他原因已经决定接受激素疗法的情况下。
- 在研究中，一些灼口综合征的患者发现抗氧化剂 α-硫辛酸能够显著改善症状，而其他患者则认为没有效果。尽管结果好坏参半，但如果想尝试一种非处方的治疗方法，那么补充剂形式的α-硫辛酸可能适合你。
- 你或许听说过贯叶连翘有助于缓解口腔灼热症状,但研究人员发现,它减轻疼痛的效果不够明显。

16. 慢性疲劳综合征,见疲劳
17. 周身蚁走感/四肢针刺感/触电感

> 我的潮热伴随着疼痛。我从47岁开始进入了围绝经期,潮热每40分钟就要袭来一次,无论白天还是夜晚,而且特别疼……像全身表皮神经疼痛一样。我身上的被子,甚至衣服都会加剧疼痛。医生要么从未听说过这样的症状,要么觉得潮热和疼痛没有必然联系。但无论哪种情况,他们都无能为力。最后,在我62-63岁时,疼痛减轻了,潮热的频率也下降。现在的我已经快65岁了,每天发生潮热的次数减少到3~5次,而且不再感到疼痛了。我看过好几位医生,但都没有给我提供激素替代疗法,因为我生活的地区并不提倡或支持这种疗法。如今我感觉好多了,但皮肤、头发、多毛症和体重增加等各种问题仍然困扰着我。
>
> ——安吉拉·P.

感觉迟钝和感觉异常指皮肤出现异样的感觉,例如触电感、针刺痛、周身蚁走感或烧灼感。这些是由周围神经系统(包括大脑和脊髓以外的神经)问题引起的周围神经病。周围神经病可能有多种原因，包括可能的疾病、伤害，最近的研究表明，它也可能源于更年期相关的激素变化。

大量研究发现，感觉迟钝和感觉异常之间的潜在联系在绝经后的女性中尤为重要。雌激素有助于神经保护和再生，这就是为什么雌激素水平下降可能导致周围神经病变，进而造成疼痛敏感性的改变。似乎失去雌激素的时间越长，患这种疾病的可能性就越大。

应对周身蚁走感/四肢针刺感/触电感的方法

如果真的出现上述这些感觉中的一种，请务必去看医生，因为可能的原因有很多种。它们可能是内分泌原因引起的，也可能是自身免疫病、营养缺乏、椎间盘突出或其他需要治疗的原因造成的。最佳治疗方法取决于其根本原因。

虽然激素变化与周围神经病变之间的联系越来越明朗了，但激素替代疗法在缓解这些症状方面的作用仍然是一个待研究的课题。

18. 性欲减退，见性功能障碍

19. 牙齿问题

我的第一个围绝经期症状是体重增加，接着是疲劳和牙龈、牙齿问题。别忘了讨论牙龈和牙齿问题！各科医生我都去看过。所有人都觉得我疯了。

——凯利·C.

信不信由你，你的牙医可能是第一个发现你的身体变化与更年期有关的人。这是因为激素变化会改变口腔的整体健康，并通过各种让人意想不到的方式对牙齿和牙龈产生负面影响。在围绝经期和绝经后，你会面临以下风险：

- 牙菌斑积聚增加；
- 牙龈炎或重度牙周炎；
- 口干（如果嘴唇开始黏在牙齿上，或舌头摸起来很干，就要注意了）；
- 牙齿敏感、疼痛或蛀牙；
- 下颌骨退化，可能导致牙齿脱落和牙龈萎缩；
- 唾液分泌减少；
- 牙龈出血或发炎。

解决牙齿问题的方法

最重要的是必须养成每天（实际上是每天两次）维护良好的口腔卫生的习惯，从而预防或改善更年期可能出现的牙齿问题。良好的口腔卫生包括：

- 每天刷牙两次，一定要清洁到牙龈边缘和难以触及的缝隙；
- 每天至少使用一次牙线；
- 定期去看牙医，口腔发生任何变化都要告诉医生。

还可以通过以下方式保护牙齿、牙龈和口腔的健康：

- 遵循抗炎饮食，包括食用大量绿叶蔬菜、十字花科蔬菜、橄榄油、鳄梨、高脂肪的冷水鱼和浆果；
- 限制咖啡因、酒精以及高糖和高盐食物的摄入；
- 保证饮水量充足。

减轻压力也有利于口腔健康。当我们焦虑或有压力时可能会磨牙，这会对口腔造成刺激，免疫系统也可能受到损害，容易触发单纯疱疹（如果之前接触过 1 型单纯疱疹病毒）或口腔溃疡，也叫口疮。选择一种你最喜欢的减压技巧，（如果可能的话）每天坚持练习。

药物选择

一项有前景的研究表明，激素疗法能够促进口腔健康，并有助于缓解更年期可能出现的口腔症状。另一项研究发现，大约 2/3 处于更年期的女性在激素替代疗法后口腔症状得到缓解。考虑到围绝经期和绝经后女性比育龄期女性更有可能口腔不适，这并不意外，这一事实告诉我们，激素变化与口腔健康的破坏有关（激素替代疗法可能有所帮助）。

20. 抑郁，见心理健康障碍和情绪变化
21. 注意力集中困难，见脑雾
22. 头晕，见眩晕
23. 眼睛干涩或发痒

更年期对我一点儿也不温柔！我的潮热非常严重，可能几天都出不了门。我记得一次我在读报纸（这已经是14年前了），汗水从我的额头滴到报纸上，而且我的后背也全湿了。我的干眼症也是从那时开始的，当时我的眼睛突然发红，我以为自己感染了什么病菌。我甚至把所有的眼妆产品都扔掉了，还扔了两次，直到我意识到是怎么回事。我的头发像稻草一样，皮肤变得干燥松弛。当我在商店镜子中看到自己时，我几乎认不出自己了。我身体的每一个关节都很疼，连脚趾也不例外。疲劳感像幽灵一样缠着我。我最终被诊断出患有桥本甲状腺炎，服药后有所改善。那时，我太害怕激素疗法了。现在，我对任何愿意倾听的人的建议是可以（考虑）使用激素疗法。

——杰基·D.

干眼症是一种影响眼睛表面的常见眼部疾病。它会导致不适、疼痛和视力变化，并且通常会扰乱日常生活中的注意力和行为能力。这种情况在女性中很常见，尤其是围绝经期或绝经后的女性。

虽然许多因素都会导致干眼症，但激素水平降低直接就会引发干眼症。这是因为雌激素和雄激素的平衡在眼泪的产生，以及维持和保护眼睛表面的水层中起着重要作用。当这一水层受到破坏时，你就容易出现干眼症。

改善干眼症的方法

可以通过改变生活方式、有目的地服用补充剂和根据需要使用药物来改善干眼症的症状。

根据美国国家眼科研究所的说法，最有效的保护眼睛健康和缓解干眼症的生活方式包括：

- 避免接触烟雾、风和过多使用空调；
- 使用加湿器为干燥的室内环境增加湿度；
- 使用电子设备时应注意休息以减轻眼睛疲劳，尽可能缩短看屏幕的时间；
- 在户外佩戴面罩型太阳镜；
- 每天喝足够的水保持水分；
- 每晚睡七八个小时。

补充剂

多种维生素都有助于维持眼睛的保护层，其中一些维生素的缺乏，尤其是缺乏维生素D、A和B，可能增加患干眼症的风险。

- ω-3脂肪酸：每天至少1 000毫克；
- 维生素A：每天5 000国际单位；
- 维生素D：没有确定剂量，但在没有医生指导的前提下，不能超过每天4 000国际单位；
- 维生素E：每天400国际单位。

药物选择

激素替代疗法是治疗更年期相关干眼症的潜在疗法。与医生讨论激素替代疗法的选择可以帮助女性控制激素失衡并缓解干眼症。

若你不想采用激素替代疗法，或希望将其用作替代疗法，你还有其他几种选择：

- 非处方滴眼液：通常，轻度干眼症可以通过人工泪液来控制，无须处方即可轻松购得。这些眼药水可以缓解干燥和不适。
- 处方滴眼液：在更严重的情况下，眼科医生可能会推荐处方药，如环孢素滴眼液或立他司特滴眼液。这些药物可以帮助眼睛产生更多的眼泪并减轻炎症。

24. 口干，见牙齿问题

25. 皮肤干燥，见皮肤变化

26. 湿疹，见皮肤变化

27. 触电感，见周身蚁走感

28. 疲劳

  我以为自己患上了长期新冠或者身体出现了严重问题。我有心悸、焦虑、耳鸣、疲劳、失眠、抑郁和情绪波动等种种问题。我停止了锻炼，因为我以为自己的心脏有问题，锻炼只会让我的症状更严重。我接受了心脏病专家的检查，并服用了低剂量的β受体阻滞剂（我的血压很高），但仅此而已。我去找我的主治医生，他为我做了各项检查。我的胆固醇很高，因此他建议我针对每种症状分别使用药物：他汀类药物、抗抑郁药、安眠药等。后来，我发现了哈弗医生的社交媒体账户，并预约了妇科医生。我给他列出了我的所有问题，我们讨论了激素替代疗法，然后我开始服用雌二醇和孕酮。嘭！我重获新生了！我回到了健身房，现在正在努力补充营养。

——辛迪·S.

  随着年龄的增长和各种负担的增加，忙碌的生活和多重压力会消耗我们的精力，疲劳往往是一种常态。但更年期可能出现的疲劳不仅仅是在漫长的一天后感到疲倦，它会让人身心疲惫，产生难以忍受的沉重感，让你迫切需要躺下。我发现，这是随着时间的推移削弱患者恢复能力的关键因素之一。

研究还表明，疲劳是围绝经期和绝经后的一种非常常见的症状。在一项针对 300 名女性的横向研究中，疲劳感的增加与更年期的进展有关。研究显示：

- 19.7% 的绝经前女性表示有身体和精神疲惫的症状；
- 在围绝经期，这一数字跃升至 46.5%；
- 令人震惊的是，85.3% 的绝经后女性经历过疲劳。

问题是：为什么会发生这种情况？答案在于伴随着绝经，激素会发生变化。当身体逐渐适应雌激素和孕激素产生的减少时，其他激素（例如来自肾上腺和甲状腺的激素）的反应可能会不同。这些激素调节体内能量的使用，任何不平衡都会导致疲劳感。

此外，更年期相关症状（如潮热和盗汗）会导致额外的疲劳感，这些症状会造成夜间频繁醒来并难以重新入睡，所有这些都会扰乱睡眠模式并加剧白天的疲劳。

更年期可能出现的其他因素也会加剧绝经相关的疲劳。这些因素包括：

- 睡眠呼吸暂停：随着年龄的增长，睡眠呼吸暂停等睡眠障碍更容易出现，并可能导致睡眠质量差和白天疲惫不堪。

因此，必须与医生排除这类情况。
- 药物：一些处方药（尤其是一些用于治疗焦虑或抑郁的药物）可能产生疲劳等副作用。

减轻疲劳的方法

睡眠

下面这一点可能听起来显而易见，但仍然有必要强调：对于正在经历与更年期相关的疲劳的人来说，保护睡眠更重要。获得充足睡眠的最有效策略之一就是创造理想的睡眠环境，包括调整合适的卧室温度（约 15.5~19.4 摄氏度）和创造舒适的睡眠环境——清除所有强光或干扰性噪声，穿轻柔的衣服，确保床上用品与室温相适。另外，我建议至少在睡前 2 个小时内避免接触蓝光设备（手机、平板电脑、LED 电视屏幕等）。

体育锻炼

当你感到疲劳时，一想到锻炼或许会觉得无从下手，甚至感觉更加疲惫。但我们知道，锻炼能够改善睡眠质量（进而有助于缓解疲劳）并提高能量水平。虽然目前还没有很多研究关注绝经后女性群体中特定类型的运动和疲劳的关系，但 2023 年的一项研究确实发现，每周完成 3 次 30 分钟普拉提锻炼并持续 8 周的研究参与者报告称，身体和精神上的疲劳程度均有所下降。很简单：任何规律的体育锻炼都能减轻你的疲劳程度。

药物选择

由于激素替代疗法有助于稳定激素的波动（可导致常见的衰弱症状），因此它可能有助于减轻疲劳。

慢性疲劳综合征

慢性疲劳综合征也称为肌痛性脑脊髓炎（ME），是一种复杂且常常使人衰弱的疾病，其特征是持续且不明原因的疲劳，以及一系列其他症状，例如疼痛、认知障碍和睡眠障碍等。目前有研究正在探索慢性疲劳综合征与更年期之间的联系。两者确切的联系尚未确定，但已经得到了许多重要的观察结果，包括：

- 慢性疲劳综合征主要见于女性。有趣的是，大多数病例是在育龄期以及绝经前诊断出来的。事实上，女性在这些时期体内都有充足的激素，而慢性疲劳综合征的性别差异引发了关于激素影响的问题，包括与更年期有关的问题。
- 激素波动可能导致慢性疲劳综合征症状的发展或恶化。低度炎症被认为是慢性疲劳综合征发病的重要因素。鉴于我们对雌激素在帮助调节免疫系统和抑制炎症方面的作用的了解，绝经期雌激素的丧失可能会导致慢性疲劳综合征症状的发生或恶化。
- 妇科手术可能与慢性疲劳综合征有关。接受过子宫切除术和卵巢切除术（切除单侧或双侧卵巢）的女性，如果因此提前绝经，出现慢性疲劳综合征症状的风险可能会增加。
- 更年期症状加重。一些女性报告在围绝经期和绝经后期慢性疲劳综合征的症状发生恶化。相关的激素变化可能导致疲劳增加、睡眠障碍和情绪波动等，这也可能与慢性疲劳综合征的现有症状相互作用。
- 症状重叠。慢性疲劳综合征与更年期相关症状有一些共同点，包括疲劳、睡眠障碍和情绪变化等。这种症状的重叠使得区分这两种情况变得困难，可能导致误诊或延迟诊断。

随着研究对慢性疲劳综合征及其起源的进一步了解，我们可能会发现激素变化所起的作用比想象的还要大。希望未来的发现为这种复杂且能够致残的疾病提供更好的治疗方法。

---

29. 脂肪肝，见非酒精性脂肪性肝病
30. 纤维肌痛，见肌肉骨骼疼痛
31. 肩周炎

肩周炎，医学上称为粘连性关节囊炎，其特征是肩关节僵硬和疼痛。这种病十分复杂，我们对其知之甚少。通常，它要经

历3个阶段：疼痛期、僵硬期和缓解期。疼痛期的特点是患者的肩部疼痛会加剧，尤其是在夜间，这种疼痛通常很严重，并且会扰乱睡眠。僵硬期的特点是逐渐无法活动，而缓解期的特点是肩部功能会随着时间的推移缓慢恢复。肩周炎的原因多种多样，包括受伤、炎症和潜在的疾病等。

最新研究表明，更年期雌激素的流失可能与肩周炎的发生有关。这并不奇怪，因为我们知道雌激素在刺激骨骼生长、减轻炎症和维持结缔组织的完整性方面发挥着至关重要的作用。这些方面的任何一个变化都可能为肩周炎等疾病的发生奠定基础。

2022年，杜克大学的研究人员在研究绝经后女性、激素替代疗法（绝经激素疗法）和肩周炎之间的潜在联系时有了一些突破性的发现。研究人员查看了近2 000名年龄在45~60岁之间，患有肩部疼痛、僵硬和粘连性关节囊炎的绝经后女性的医疗记录。他们得出了一些令人欣喜的发现，包括激素替代疗法可能有助于预防肩周炎。在这项研究中，接受激素替代疗法（绝经激素疗法）的女性患肩周炎的比例（3.95%）低于未接受激素替代疗法（绝经激素疗法）的女性（7.65%）。尽管数字上的差异还不足以确定这种方法的疗效，但它们确实让我们好奇雌激素是否可能在预防肩周炎方面发挥作用。杜克大学的研究人员相信，更年期雌激素水平的下降可能与肩周炎的发生有关。在这项研究之前，人们对更年期女性患肩周炎的诱因知之甚少，这就是为什么即使是与更年期有关的建议也被认为具有开创性。至少现在，我们有了一个起点，可以围绕这个起点进行更多的研究，设计可能的治疗方案。虽然还需要进一步研究来建立肩周炎与激素更具体的联系，但我们希望，很快就会有更多证据证明如何最有效地预防和治疗这种痛苦的病症。

治疗肩周炎的方法

肩周炎治疗的根本方法是物理治疗，而且越早接受治疗越好，因为这有助于防止僵硬进一步恶化和活动能力的丧失。物理治疗师会通过运动、拉伸和按摩推拿等逐渐恢复肩部的活动能力。他们还可能鼓励使用热敷和冰敷来帮助减轻疼痛和炎症。

药物选择包括：

- 药物治疗：在肩周炎的疼痛阶段，非甾体抗炎药和镇痛药可以帮助控制不适和炎症。通常，这些药物用于缓解与这种病症相关的严重疼痛。然而，长期用药应由专业医护人员进行监测。
- 注射皮质类固醇：在某些情况下，可能需要向肩关节注射皮质类固醇来减轻炎症和缓解疼痛。这种方法可以提供短期的缓解，但从长远来看，其疗效还是有限的。通常，这种药物与其他疗法一起联合使用，成为治疗计划的一部分。

医疗程序包括：

- 肩关节囊扩张术：肩关节囊扩张术是向肩关节注入无菌水使关节囊扩张的操作，可以帮助消除粘连并增加活动范围。通常在超声引导下进行，且可以与皮质类固醇注射相结合。
- 麻醉下手法松解术（MUA）：对于患有严重肩周炎且对其他治疗无反应的患者，麻醉下手法松解术或许是一种选择。这种治疗方法是，患者处于麻醉状态下，通过对其肩部进行手法松解术来打破粘连并改善活动能力。之后，通常会配合进行积极的康复计划。
- 手术干预：肩周炎很少考虑手术治疗，但当所有其他治疗方法均失败时，手术也是一种选择。手术包括放松关节囊以改善活动范围等操作。术后的物理治疗对于获得最佳结果也十分重要。

32. 胃肠道问题

更年期之前，我身材娇小：我生了3个孩子，身高有5英尺①3英寸，体重110磅。我会适度地做运动，不管吃什么，体重都不会增加，睡眠良好，精力充沛。然后更年期来了，就像打开电灯开关一样，我突然从充满活力变成了

---

① 1英尺≈0.305米。——编辑注

无精打采、不堪重负、暴躁易怒而且睡眠不足。我无法解释为什么会持续感到疼痛和胀气。我的腹部突然像轮胎一样肿胀，而我却无法摆脱腹胀和体重的增长。两年内我长了30磅，老实说，我的饮食或运动模式没有任何改变。我咨询了更年期领域的专业医生，开始了激素疗法并更深入地了解了自己的饮食结构，配合间歇性禁食，我的体重减轻了一些，衣服的尺码也小了一号，而且我的生活质量好多了，每天都在变得更好！

——唐娜·M.

人体的胃肠道是一个复杂的系统，负责消化、吸收营养和排除废物。最近的研究发现，雌激素及其受体在维持这个复杂系统的健康和功能方面发挥着至关重要的作用。当雌激素由于绝经而耗尽时，它的缺乏会诱发胃肠道疾病并造成不适，可能导致多种症状的发生。

胃酸反流/胃食管反流病

胃食管反流病指胃酸倒流到食道里，可能导致胃灼热、喉部异物感以及吞咽困难等症状。50岁之前的男性比女性更容易患胃食管反流病，但绝经后女性患胃食管反流病的可能性急剧增加。事实上，研究发现绝经后女性患胃食管反流病的可能性是绝经前女性的 3.5 倍。雌激素可能通过减轻炎症来延缓胃酸反流的发生，它能增强食道内壁对反流的胃酸的抵抗力。

有趣的是，与曾经或正在接受雌激素替代疗法的女性相比，从未使用过激素替代疗法的女性出现胃酸反流的风险较低。胃酸反流的风险随着雌激素剂量的增加和雌激素使用时间的延长而增加。选择性雌激素受体调节剂和非处方激素制剂也与胃食管反流病的风险增加有关。

这表明，下食管括约肌可能对雌激素替代特别敏感，从而变得过于松弛，因此反而提升了接受激素疗法或在更年期使用促进雌激素生成疗法的人患胃食管反流病的风险。胃食管反流病是少数在激素替代疗法后似乎没有好转的更年期相关症状之一。一些专家认为，这可能是口服雌激素的副作用，非口服方法也许对这种疾病没有影响，不过……我们还需要更多的研究。

肠易激综合征

肠易激综合征是一种相当常见的胃肠道疾病，主要发生在大肠，并引起腹痛、腹胀和排便习惯改变等症状，例如频繁的便秘或腹泻。性激素，尤其是雌激素，与我们的消化系统运作和出错都有关。肠易激综合征在女性中比在男性中更常见，其症状可能会在女性月经周期的不同阶段、妊娠期间，当然还有绝经后发生变化。因此，研究人员将性激素和胃肠功能联系起来，但对于两者之间的相互作用，我们仍然有很多不了解的地方。研究表明，雌激素会影响结肠的蠕动，可能导致肠易激综合征的症状。与尚未绝经的女性相比，患有肠易激综合征的女性绝经后的症状往往会更加严重。然而，在患有肠易激综合征的男性中并未观察到这种与年龄相关的变化。这种差异可能是因为女性的性激素对于大脑与肠道的通信方式有很大影响，它会影响女性对胃部不适的感知以及消化系统的工作方式。

结肠癌

结肠癌是一种影响胃肠道的恶性肿瘤，是全世界引发癌症相关死亡的一个主要原因。有意思的是，女性患结肠癌的概率高于男性。有一点需要指出，女性健康倡议项目研究表明，绝经后女性在接受激素替代疗法后，患结肠癌的概率降低 30%。这表明雌激素对结肠癌来说具有潜在的保护作用。

肠道微生物组的变化

肠道微生物组的变化也可能导致更年期的胃肠道问题。肠道微生物组是消化道中复杂的微生物群落，在维持我们的整体健康方面发挥着关键作用。这一重要的肠道微生物群落受到多种因素的影响，包括衰老和性激素，目前的研究正在逐渐揭示更年期和肠道微生物组之间的复杂关系。更年期与以下微生物组的变化有关：

- 微生物多样性减少：更年期和雌激素水平下降与肠道微生物多样性的减少有关。这会破坏微生物群落内部微妙的平衡，可能导致并发症。
- 肠道微生物组的组成更趋近于男性：研究表明，更年期可能会改变肠道微生物组的组成，使其变得更接近男性的肠道微生物组组成。虽然我们还不知道这与健康变化有何关联，但与更年期相关的微生物组的改变与心脏的不良代谢特征有关，可能包括高血糖、高胆固醇和腰围增长等现象。
- 雌激素代谢组的潜力：一个新兴领域研究了雌激素代谢组的功能，这种在肠道微生物组中发现的产酶基因，让肠道细菌能够代谢雌激素。有趣的是，雌激素代谢组可以使不活跃的雌激素再次活跃起来并重新进入血液。雌激素代谢组的潜力可能会在更年期降低，从而对雌激素代谢和与激素有关的身体病症产生影响。研究人员正在探索雌激素代谢组与雌激素反应性癌症之间的作用关系，我们将在未来对这一问题有更多的了解。
- 肠道屏障通透性增加：更年期雌激素和孕激素的水平下降可能导致肠道屏障的通透性增加。通透性的增加会使细菌及其副产物进入血液，并可能引发炎症。

缓解胃肠道问题的方法

我预计，未来的科学研究将继续揭示更年期和肠道微生物组之间越来越紧密的联系，以及这种联系是如何影响胃肠道健康的。我们也希望在未来几年能够提供更多循证的方法。目前，有一些可以支持肠道微生物组和胃肠道健康的方法。

营养调整

富含膳食纤维的饮食是保持肠道健康最重要的营养策略。膳食纤维有益于肠道细菌，可促进其生长和短链脂肪酸的产生，从而改善肠道健康。膳食纤维还可以辅助消化，并最大限度地减少对下食管括约肌的压力，从而减少胃灼热和胃食管反流病的其他症状。理想情况下，女性每天应该从食物中摄入至少 25 克膳食纤维，但大多数人只摄入 1/2 的量。

我最喜欢的一些膳食纤维来源包括鳄梨（我的最爱）、豆类、西蓝花、浆果和奇亚籽。膳食纤维补充剂也有帮助，但你应该从食物中摄取大部分膳食纤维。

补充剂

富含益生菌的食品（酸奶、开菲尔酸奶、德国酸菜等）和含有干酪乳杆菌、瑞士乳杆菌、鼠李糖乳杆菌和罗伊氏乳杆菌等菌株的益生菌补充剂在支持绝经后肠道健康方面显示出良好的前景，因此可以保护你避免因激素水平下降而增加的健康风险。这些益生菌能够影响肠道对钙的吸收，减少骨密度流失，改善绝经泌尿生殖综合征，促进阴道 pH 值（酸碱度）的平衡，同时帮助控制心脏代谢的危险因素。

益生菌的潜力

　　益生菌是在食品和补充剂中发现的无害细菌，可以促进肠道中好细菌的生长。这些所谓的好细菌可以通过增加营养吸收、抵抗感染和其他致病因素、预防食物不耐受和过敏等方面，对健康产生积极影响。因为你的健康很大程度上始于肠道微生物群，你或许会注意到益生菌可以治疗多种更年期相关症状。虽然关于益生菌确切影响的证据仍然有限（它们的作用很难单独分离出来研究），但有大量研究表明它们在支持健康的方面具有巨大潜力，尤其是在更年期。

　　2023 年发表在《最新营养报告》中的一篇文章中，研究人员回顾了几项关于在更年期使用益生菌的随机试验，发现益生菌可能具有"多效性"，这意味着它们可以使多种身体功能和系统受益。它们助力更年期健康的方式可能有以下几种：

- 促进钙的吸收，保护骨密度并延缓与更年期雌激素耗竭有关的骨损伤；

- 降低阴道pH值，可以通过限制致病菌的活性来防止子宫内膜增生；
- 预防炎症、胆固醇水平升高和胰岛素抵抗，这些都能降低你患代谢综合征和心血管疾病的风险；
- 降低乳腺癌发病率（可能与益生菌影响体内雌激素代谢组对雌激素的代谢有关）以及改善因治疗乳腺癌引起的绝经泌尿生殖综合征；

值得注意的是，对于这项研究中的女性来说，含有双歧杆菌和干酪乳杆菌（包括瑞士乳杆菌、鼠李糖乳杆菌和罗伊氏乳杆菌）的益生菌似乎具有最佳效果。

33. 绝经泌尿生殖综合征

泌尿生殖系统包括我们的生殖器官和泌尿器官。在更年期，当我们出现阴道、外阴和膀胱方面的症状时，医生将其称为绝经泌尿生殖综合征。绝经泌尿生殖综合征的症状非常多样，尽管很常见，却常常得不到治疗，因为女性出于尴尬或缺乏对一些有效治疗方案的认识而没有报告症状。下面让我们看看特定的器官，以及更年期雌激素水平下降可能带来的各种变化。

膀胱的支撑组织可能变脆弱，导致尿失禁。膀胱和尿道的内壁变得更容易受到刺激和感染。雌激素缺乏是更年期女性发生慢性尿路感染最可能的原因。

阴蒂中的血流量减少和组织健康状况恶化会降低阴蒂的敏感性和反应性。通常，阴蒂的敏感性和反应性较低会导致性唤起和性快感下降。

外阴（女性生殖器外露部分，包括阴唇）的皮肤和黏膜会变得更薄并失去弹性。你也会感到不像原来一样润滑。这些变化的综合影响可能会导致外阴刺激、不适和干燥，在性活动期间可能最为明显。

阴道中的组织会变得更薄并失去弹性，阴道不像原来一样润滑。这会导致性交时阴道灼烧、瘙痒、干燥和疼痛。阴道感染也会更容易发生。

处理绝经泌尿生殖综合征的方法

绝经泌尿生殖综合征的症状会严重影响女性的生活质量和亲密关系。好消息是，你不必忍受这些症状，因为有许多治疗可供选择，它们能够缓解症状并重新带来性快感（如果这是你的一个目标）。由于绝经泌尿生殖综合征的症状也可能由感染引起，因此如果出现上述任何可能的症状，请务必尽快去看妇科医生。请在就诊时诚实、坦率地说明你的症状，确保获得最有效的治疗。也就是说，预防更年期女性尿路感染的最有效的长期治疗方法是阴道局部雌激素疗法，而不是抗生素。

药物选择包括：

- 阴道局部雌激素疗法：低剂量的阴道雌激素疗法被认为是治疗绝经泌尿生殖综合征的黄金标准。对于大多数患有这种疾病的女性来说，它是安全的、负担得起且有效的。这种疗法有丸剂、凝胶或节育器几种形式。有关阴道雌激素疗法方案的完整讨论，请参阅第7章。
- 阴道内使用脱氢表雄酮：通常，脱氢表雄酮以栓剂的形式插入阴道，在改善阴道健康和缓解症状方面显示出良好的前景。对于使用芳香化酶抑制剂治疗乳腺癌的患者来说，这是一个不错的选择。
- 口服欧司哌米芬：欧司哌米芬是一种口服选择性雌激素受体调节剂，对于喜欢口服治疗的女性来说是一种选择。
- 润滑剂和保湿剂：非处方润滑剂和保湿剂可以缓解干燥。虽然有些含有刺激性的添加剂，但现在市场上有很多选择，一定能够找到一种你能耐受的产品（更多内容见补充信息）。
- 外用利多卡因：对于性交期间的严重疼痛（称为性交痛），在性活动前将外用利多卡因涂抹于外阴不适的部位可减轻疼痛。

阴道润滑剂和保湿剂

如果你观察过附近药房的女性产品货架，或者浏览过在线性健康类别中的众多选项，就会知道如今有大量的产品可供选择（而且它们都承诺提供最棒的性快感）。我无法讨论所有这些产品承诺的合法性，但了解润滑剂和保湿剂这两种品类之间的区别可以帮助你找到你需要的东西。

阴道润滑剂有助于减少性行为时的摩擦。在这种情况下，摩擦是指一个表面或物体在另一个表面上移动时遇到的阻力。在摩擦力较大的情况下，润滑剂会发挥重要作用，因为它们可以使性生活更加舒适和愉悦。它们还可以帮助激发性欲。想要增加舒适度、减少疼痛和增强快感，请在性交过程中尽早使用（在这种情况下，用量太少或太晚的情况是存在的）。

阴道保湿剂需要定期使用，不是只有在性交过程中使用。这些产品就像你涂在脸上或腿部的保湿霜一样，目的在于为阴道内壁增加一道保护屏障。这种屏障有助于改善水分并减少与阴道干燥相关的不适。

选择阴道润滑剂或保湿剂时，请务必仔细阅读标签，确保它是你所需要的产品类型。

阴道保湿剂和润滑剂都无法从根本上解决阴道干燥的问题，尤其是阴道组织中的细胞变化。在解决这些问题方面，雌激素疗法和美国食品和药物管理局批准的其他药物将更加有效。即使不能解决根本原因，如果你正在遭受阴道干燥的问题并希望增加舒适度和性快感，阴道保湿剂和润滑剂仍然是你的"更年期工具包"中必不可少的选项。

----

34. 头痛，见偏头痛/头痛

35. 心悸

　　这一切都始于极度疲劳。我的胸部有时会感觉很"沉重"，我以为是我的心脏病发作了。然后，我开始心悸。我的家庭医生带我去看心脏病专家，检查结果显示我的心脏一切正常。有人说我可能是脱水了或者喝了太多咖啡。后来，我又感到极度眩晕！我去耳鼻喉科就诊，检查结果显示一切正常，但眩晕感非常严重，我只能在地板上爬行。我以为我卒中发作，有一次我丈夫紧急把我送去了急诊室。一位女急诊医生给我的大脑做了CT扫描，针对心脏病发作做了血液检查等，但当我告诉她我正在经期时，她表示我这些问题可能是由激素引起的。她是我两年来见过的唯一一位建立起这种联系的医生。我一下子豁然开朗！我没想到自己在45岁时会出现激素失衡或进入更年期。我做了一些调查，找到了一位采用生物同质性激素替代疗法的医生，现在我感觉棒极了。

——阿莱娜·H.

42%的围绝经期女性和52%的绝经后女性表示经历过心悸，这是一种心跳感觉的明显变化。心悸可能表现为快速或不规则的心跳（心律失常），感觉心脏"错过"或"跳过"了一拍，或者是明显、剧烈的心跳。

雌激素水平下降可能导致心悸，这种激素变化与心率加快、心悸频率增加和非危险性的心律失常有关。尽管存在着这种联系，但很少有因心悸而去看医生的更年期患者会被告知激素的变化可能是罪魁祸首。事实上，心悸更有可能因压力或焦虑而被忽视。

平心而论，与更年期相关的心悸不应归咎于激素，因为还可能存在着潜在的问题。例如，心悸可能是由心律失常引起的，根据心悸的性质，你需要去看心脏病专家以排除这些病症。然而，任何用于深入了解心悸的评估最好考虑年龄和可能的围绝经期或绝经后期状态。更年期相关的心悸会引起很多担忧，扰乱睡眠，引发抑郁症状，并破坏生活质量。你只需要知道这一切可能因激素而起，就能大大减轻心悸带来的痛苦。

减少心悸的方法

目前针对更年期相关的心悸的研究还太少，这意味着完全有科学支持的治疗或改善心悸的方法并不多。与更年期的许多领域一样，我们需要在有效治疗更年期相关的心悸方面进行更多研究。

在撰写本书时，只有激素疗法有证据表明能够有效降低因雌激素水平下降而导致心悸的患病率或严重程度。其他药物治疗、膳食补充剂、认知行为干预或耳穴按摩（也称为耳针疗法）等治疗方案尚未有足够的证据作为依据。

36. 高胆固醇/高甘油三酯

2022年10月，当我56岁时，正式进入更年期。2023年，尽管我的体重正常，身体健康，遵循健康的抗炎饮食，并且每周锻炼几次，但我的关节疼痛难忍。我的初级保健医生做了各种实验室检查，包括炎症和类风湿关节炎测试（所有结果均正常）。我的胆固醇水平从来没有这么高过，她告诉我要在已经很健康的饮食上"继续努力"。我就诊的一位骨科医生谈到我的关节疼痛时，说我只是"运气不好"。两位医生都没有提到我的关节疼痛或高胆固醇可能与更年期或缺乏雌激素有关。我刚刚开始激素替代疗法（雌二醇贴片联合孕酮），真希望我的关节疼痛和胆固醇能够得到改善。

——贝弗莉·W.

胆固醇是一种存在于血液中的蜡状脂肪，身体用它来制造激素、构建细胞膜和代谢某些维生素。你需要胆固醇来执行这些重要任务，但如果水平过高，过量的胆固醇会积聚在动脉中并可能导致阻塞。动脉阻塞是一个重大的健康问题，可能导致心脏病发作和卒中。

当医生检查你的胆固醇水平时，他们通常会进行血液检查，以测量总胆固醇、低密度脂蛋白胆固醇、高密度脂蛋白胆固醇和甘油三酯。低密度脂蛋白胆固醇被称为坏胆固醇，因为它会造成动脉阻塞，而高密度脂蛋白胆固醇通常被称为好胆固醇，因为它有助于清除血液中的胆固醇。在我对患者进行检查时，我还会检查载脂蛋白B和脂蛋白a，因为它们比广义上的血脂标志物组合更能具体地评估冠状动脉粥样硬化性心脏病的风险。这些是我特别要求进行的测试（请参阅第8章，了解与医生讨论的血液测试项目）。

通常，更年期胆固醇水平急剧升高。我的大多数处于更年期的患者都会惊讶地发现她们的血脂水平有所升高，其中一些人尽管在饮食或运动上没有明显改变，低密度脂蛋白胆固醇和甘油三酯水平还是上升了10%~15%。我们通常把这些上升归因于衰老，但更年期雌激素的下降已被确定在改变脂质水平方面发挥着独立的作用。随着雌激素水平下降，高密度脂蛋白胆固醇水平下降，低密度脂蛋白胆固醇和甘油三酯水平升高。

这并不完全在意料之外，因为有证据表明雌激素与胆固醇水平有关。育龄期女性的胆固醇水平会随着月经周期中雌激素水平的变化而略微上升和下降。由于雌激素具有抗氧化剂的作用，当雌激素水平在更年期下降时，低密度脂蛋白胆固醇的颗粒会更容易氧化，也就会对动脉造成更大的损害和威胁。

我们总有一天会更加了解雌激素是如何影响胆固醇水平的，而且这些细节很可能会在肝脏中找到。肝脏是人体胆固醇生成和代谢的指挥中心，肝细胞含有雌激素受体，这些受体基本上决定了你的血脂状况。

了解胆固醇水平是否健康的唯一方法是在做血液检查的同时做血脂检查。通常，血脂异常没有明显的症状，但实际上它们可能因斑块堆积而导致动脉壁变窄。理想情况下，如果血脂检查正常，你需要大约每 5 年进行一次检查。如果血脂异常，则需要更频繁地进行检查。

胆固醇过高的管理方法

营养调整

营养策略包括以下几种：

- 富含抗氧化剂的饮食：你可以通过饮食最大限度地增加抗氧化剂的摄入，从而补偿雌激素的天然抗氧化作用的损失。富含抗氧化剂的食物包括绿叶蔬菜，如瑞士甜菜、菠菜和甜菜；十字花科蔬菜，如西蓝花和花椰菜；豆类，如扁豆和鹰嘴豆；还有南瓜、浆果、柑橘和黑巧克力等。
- 避免氧化应激的饮食：你应尽量避免氧化应激的食物，氧化应激是导致血脂异常的一个重要因素。这包括限制加工肉类、油炸食品和含糖蔬菜等食物的摄取。
- 富含脂肪的鱼类：非油炸、富含脂肪的鱼类中的 ω–3 脂肪酸可以降低患冠心病的风险，这是因为它们有助于降低甘油三酯的水平。富含脂肪的鱼类包括沙丁鱼、鲑鱼、鲭鱼、黑线鳕和蓝鳍金枪鱼。长期摄入较多的 ω-3 脂肪酸也能降低患冠状动脉粥样硬化性心脏病的风险。

- 来自食物的益生菌：研究表明，益生菌可以对胆固醇水平产生显著影响，并有助于降低甘油三酯和低密度脂蛋白水平。好的益生菌来源包括酸奶、希腊酸奶、脱脂牛奶、白干酪、大蒜、苹果醋以及发酵或腌制食品，例如酸菜和腌制蔬菜等。

补充剂

维生素 D：在更年期女性中，维生素 D 水平较高与甘油三酯水平低、低体脂率和低代谢综合征发生率相关。研究还表明，服用维生素 D 和钙的受试者的维生素 D 水平会升高，可以降低低密度脂蛋白胆固醇和甘油三酯水平并提高高密度脂蛋白胆固醇水平。

很明显，维生素 D 具有调节脂质的作用，我们应该在更年期确保维生素 D 水平维持在健康范围内。有些指南建议每天维生素 D 摄入量最少为 600~800 国际单位。我有大约 80% 的患者严重缺乏维生素 D。因此，目前我建议每日维持剂量为 4 000 国际单位（尽可能多服用，无须担心毒性），如果你被诊断出缺乏这种物质，则可通过处方服用更大剂量。我认为，每次进行血液检查时都应该要求检查维生素 D 水平。请参阅第 8 章，了解完整的关于实验室检查的讨论，以便更有效地与医生沟通。

ω–3 脂肪酸：如果你不经常食用富含脂肪的鱼类，那么你可以服用含有二十碳五烯酸（EPA）和二十二碳六烯酸（DHA）的 ω–3 脂肪酸补充剂。补充鱼油已被证明对降低胆固醇水平有一定作用，并且持续的摄入与降低全身甘油三酯水平有关。不论你的胆固醇水平是正常、偏高还是已经高到接近临界值，ω–3 脂肪酸都有一定的降脂效果。

小檗碱：小檗碱是一种天然的化合物，存在于白毛茛和小檗等植物中，长期以来被美洲原住民和中医用于治疗多种疾病，有研究表明它能够有效改善血脂状况。它已经被明确证明有助于降低低密度脂蛋白胆固醇和甘油三酯的水平，并提高高密度脂蛋白胆固醇水平。它可以作为补充剂形式购买，不需要处方。大多数证明其疗效的研究都建议每次服用 500 毫克，每天一两次。我会向血脂异常的患者推荐它。

膳食纤维：车前草提取物是一种天然膳食纤维补充剂，在降低低密度脂蛋白胆固醇和总胆固醇水平方面显示出很好的前景。在一项超过 1 500 名受试者参加的严格对照的临床研究中，车前草提取物每日剂量范围为 6~15 克（大多数研究使用的每日剂量为 10 克），结果显示胆固醇水平大幅下降。最显著的下降发生在基线胆固醇水平较高的人群中。当车前草提取物与他汀类药物和胆汁酸螯合剂联合使用时，也非常有用。

药物选择

激素替代疗法有助于改善全身血脂状况并降低心脏病风险。在使用激素替代疗法来降低胆固醇水平时，有一些特殊的因素需要考虑：

- 如果已经患有高甘油三酯血症，请务必注意，较高剂量的口服雌激素可能会升高甘油三酯。因此，最好选择经皮激素替代疗法，口服较低剂量，或选择性雌激素受体调节剂，如替勃龙等。
- 与单独使用雌激素相比，雌孕激素联合治疗在改善血脂方面的效果可能较差，因为孕激素可以抵消雌激素对胆固醇水平的一些有益作用。然而，子宫完整的女性应始终使用雌孕激素联合治疗，以保护子宫内膜。
- 根据"时机假说"，如果在绝经10年之内开始使用激素替代疗法，可能是最安全的。如果绝经已有10年或更久，并且存在患冠状动脉粥样硬化性心脏病的显著风险因素，你在开始使用任何类型含有雌激素的激素替代疗法之前，就需要考虑先进行冠状动脉钙化积分检测。这个检测能够揭示关节硬化和钙化的情况，并可以帮医生确定激素替代疗法的安全性。

降脂药物：虽然生活方式的改变和一些补充剂在控制更年期相关的血脂异常方面发挥着关键作用，但有些女性可能需要降脂药物。降脂药物，尤其是他汀类药物，已被广泛用于降低心血管疾病的风险。然而值得注意的是，他汀类药物对于预防女性心血管疾病或心血管疾病死亡的效果不如男性。

他汀类药物对女性价值的质疑

长期以来，他汀类药物一直被认为是降低胆固醇水平和心血管疾病风险的有效工具。这些应用广泛的药物通过抑制肝脏中参与胆固醇生成的酶来发挥作用，从而降低血液中的胆固醇水平。他汀类药物是治疗高胆固醇的常见处方，但医学界最近的一场争论集中在一个重要问题上：他汀类药物对女性和男性同样有效吗？目前尚未得出明确的结论，但答案似乎是否定的。

- 生存获益：这些争论的一个关键点是他汀类药物对总体生存率的影响。根据这一领域的数据，对有心血管疾病、心脏病发作或卒中（称为二级预防）的女性使用他汀类药物，总体死亡率并没有下降。结论：他汀类药物似乎没有增加本组女性的生存机会。
- 一级预防：同样，没有心血管疾病的女性服用他汀类药物（即所谓的一级预防）并没有表现出总体死亡率的改善或心血管疾病（如心脏病发作和卒中）的减少。结论：他汀类药物似乎对没有心脏病史的健康女性没有明显效果。

使用他汀类药物的另一个考虑因素是潜在的肌肉骨骼疼痛的副作用。服用他汀类药物的人最常见的症状之一就是肌肉疼痛，可能表现为肌肉酸痛、疲劳或无力。疼痛可能是轻微的不适，也可能严重到难以进行日常活动。鉴于已有高达70%的女性表示肌肉骨骼疼痛是更年期的副作用，因此他汀类药物的加入可能会加重这种不适。

这样一来，他汀类药物的使用问题变得更不确定了，如果你已经在服用他汀类药物，或许会考虑要不要停止。我认为有必要根据个人情况来评估这类药物的使用。显然，他汀类药物不应普遍用于所有高胆固醇的女性，但对某些女性来说，其益处可能大于风险。我也不想翻来覆去说个没完，但我们还是需要更多的研究才能确定他汀类药物是不是治疗女性高胆固醇、预防心血管疾病不良事件的最佳药物。你绝对应该与自己的医生详细讨论这个问题。

---

37. 潮热

我今年52岁，是市区一家繁忙的一级创伤中心的急诊科医生。48岁时，我进入更年期，月经推迟了几次，而且每30分钟就会出现一次可怕的潮热！我能感觉到这种可怕的煎熬和刺痛感从背部中间蔓延到脖子上，接着是头皮上，直到我的头皮被汗水浸湿。我甚至还让我的丈夫给我剃了一次光头！这种情况也发生在新冠疫情的初期，当时我需要戴着帽子、口罩和塑料防护服来照顾重症病人。大多数时候，我在值班的前几分钟就已经浑身大汗了。这种感觉太难受了。我的妇科医生（也是我的天使！）建议我采用口服激素替代疗法并帮助我做出调整，我感觉自己正恢复正常。

——斯蒂芬妮·E.

潮热是一种常见的更年期相关症状，据报道60%~80%的女性在围绝经期以及绝经后会出现这种症状。它属于"血管舒缩症状"（另一种血管舒缩症状是心悸，在第10章中以一个单独条目列出。血管舒缩症状与血管收缩或扩张有关，尽管潮热实际上是从大脑中的下丘脑区域开始的。下丘脑是体内的恒温器，它非常敏感，需要不同类型神经元的精妙平衡来控制身体的温度。当雌激素水平下降时，这种平衡就会被打破，导致身体的温度感应出现幻觉，即使在不必要的情况下也会触发血管扩张。血管扩张会产生灼热、潮红的感觉。这种效果会从你的胸部蔓延到脸上，让你大汗淋漓。夜间发生的潮热称为盗汗。

潮热经常被认为是更年期最令人讨厌的症状，但根据我的经验和研究，把它描述为最能代表更年期的症状更为准确。这并不是说潮热不让人讨厌或非常烦人且常见——所有这些形容绝对都是真的——但长远来看，它们始终是更年期的典型症状，受到所有人的关注，而女性可能经历的那些不那么"明显"的症状却被视为心理问题或衰老。潮热之所以应该引起重视，原因在于它可能代表着健康风险的增加。研究表明，潮热发生的频率越高，内脏脂肪堆积得就越多，潮热的程度越严重，患心血管疾病的风险就越高。

现在，你也许想知道怎样判断自己是否出现频繁或严重的潮热。在前文提到的研究中，频繁潮热和盗汗被定义为在两周内连续6天或以上出现这些症状。在另一项研究中，受试者根据严重程度将潮热描述为无、轻度、中度或严重。

为什么频繁发生的严重潮热与健康风险增加有关，我们对于这一点还不能科学地解释。经常与盗汗（即发生在夜间的潮热）共同发生的睡眠障碍可能与此有关。睡眠障碍可能表明褪黑素水平降低，而褪黑素水平与更年期女性的体重增加有关。无论风险增加的原因是什么，如果你的潮热非常严重且频繁，请务必警惕起来，尤其要积极主动地采取应对措施。

不幸的是，大多数女性的潮热症状会持续几年，且有些女性的潮热症状要持续数十年，报告显示潮热持续时间的中位数为7.4年。症状随着时间的推移最终会改善，但你要忍受它很长时间。

我们目前仍不了解为什么有些女性多年来患有严重的潮热，而另一些女性却没有出现或症状轻微，并且很快消失。如果你的症状是轻度或中度，通过下面的一些生活方式改变可能会有所缓解。而如果你的潮热十分严重，或许也能从这些改变中受益，但想要获得更大的缓解效果，可能需要服用处方药。

缓解潮热的方法

缓解潮热的第一个方法就是仔细观察。这一点很重要，因为如果潮热严重或发作频繁，则可能面临内脏脂肪堆积过多或患心脏病的风险增加，那么就需要尽快与医生讨论治疗方案和其他预防性的健康措施。

你可以通过记录潮热的日记来对你的症状进行跟踪。无论怎样进行跟踪记录，都应该根据潮热对日常生活的干扰程度来对它的严重程度进行"打分"。可以使用以下量表：

1 = 轻度（不干扰日常活动）
2 = 中度（在一定程度上干扰日常活动）
3 = 严重（无法进行日常活动）

如果打 3 分的次数很多，你也许正在经历临床定义上严重、频繁的潮热，我建议你立即与医生预约就诊。

药物/治疗选择

对于潮热的治疗，激素替代疗法是黄金标准，是治疗血管舒缩症状最有效的方法。对于绝经 10 年之内的女性来说，它应该成为你的首选，也是最佳选择。

如果因禁忌证、其他风险因素或个人偏好等不适合接受激素疗法，那么有几种非激素疗法可供选择。2023 年 6 月，美国更年期协会发布了一份排名，根据是支持非激素选择的科学研究的质量和数量。作为一名从事循证医学的医生，我对此感到很兴奋，因为这意味着你不需要浪费金钱和时间去筛选所有虚假承诺"快速缓解潮热！"的产品或疗法了！你可以从那些有科学证据证明其有效性的方案中开始尝试。

根据美国更年期协会的说法，以下列出的非激素类治疗潮热的方法具有充分且一致的科学证据：

- 认知行为疗法：现有文献证明使用认知行为疗法来减少潮热是有效的。
- 临床催眠：有两项试验对催眠治疗潮热进行研究。其中，临床催眠在减少潮热的发生频率方面明显优于不采取任何治疗。
- 选择性 5-羟色胺再摄取抑制剂/选择性 5-羟色胺去甲肾上腺素再摄取抑制剂：这两种物质都与轻度至中度改善血管舒缩症状有关。美国食品和药物管理局仅批准了帕罗西汀用于治疗潮热，每日用量为 7.5 毫克。
- 加巴喷丁：加巴喷丁可改善血管舒缩症状的频率和严重程度。
- 非唑奈坦：Veozah 品牌于 2023 年获得美国食品和药物管理局批准用于治疗潮热。它的作用是抑制发出热信号并引发潮热的神经元活动。虽然它是一种很有前途的药物，但目前非常昂贵，而且通常不包含在保险范围内。

能证明奥昔布宁（一种用于治疗膀胱过度活动症的解痉药物）有效性的研究较少。然而，科学研究发现，服用奥昔布宁的女性潮热症状减少了 70%~86%。这项研究的参与者群体包括正在接受他莫昔芬或芳香化酶抑制剂治疗的乳腺癌康复者。

营养调整

虽然美国更年期协会不建议通过生活方式的干预来治疗潮热，例如加入特定食物或进行某些类型的运动，但一些研究表明，改变一些生活方式可能会有所帮助。例如，2022 年发表在《更年期》杂志上的一项研究发现，每天摄入大豆的低脂纯素饮食可显著降低潮热发生的频率和严重程度，有助于缓解与更年期相关的其他身体和性方面的症状，并显著减轻体重。由于研究人员将纯素食与每日大豆摄入量结合起来，因此无法确认哪种饮食干预最有效，但我喜欢这项研究的一点是，它证明了饮食调整的策略具有明显改善症状的潜力。

坚持促进身体健康的生活习惯也会影响潮热的严重程度。控制血糖、血压和胆固醇水平并且不吸烟，对于建立健康的新陈代谢大有帮助，从而对你的更年期体验大有裨益。遗憾的是，我们无法保证你的努力一定会得到回报，尤其是在潮热（或其他更年期相关症状）不太严重的情况下，但对健康的投资总是值得的。

38. 尿失禁，见绝经泌尿生殖综合征
39. 胰岛素抵抗

我的围绝经期开始于在药学院就读时，脑雾让我觉得自己失去了理智（我甚至以为是早期痴呆）。我记不住信息，一位导师告诉我，他们认为我无法通过考试。我开始自己了解更年期相关内容，并着手研究。我找到了一位妇产科医生，但由于验血结果，她否定了我的担忧。她告诉我，我的那些围绝经期症状都是由于糖化血红蛋白轻微升高导致的。别介意胰岛素不敏感，这在更年期很常见。我做了更多研究，然后联系了我的初级保健医生（他知道我的健康素养很高）。这次就诊进展顺利，主要是因为我找到了一种补充剂组合，它们有助于恢复我的大脑功能，让我开始感觉回到了以前的状态。从那以后，我通过了考试（在几次失败之后），但我现在觉得我的补充剂并不能解决所有问题，不知道该怎么办了。

—杰西卡·T.

当细胞对胰岛素敏感性降低时，就会发生胰岛素抵抗，胰岛素是一种由胰腺分泌的激素，对葡萄糖（血糖）的代谢至关重要。如果细胞对胰岛素没有反应，可能会导致血糖水平持续升高，而血糖水平升高是 2 型糖尿病和慢性低度炎症的风险因素。

我在第 6 章中提到，更年期雌激素水平的下降让我们面临更大的胰岛素抵抗风险。雌激素能够通过多种方式协助葡萄糖代谢，帮助肌肉组织利用葡萄糖作为燃料，以及抑制糖异生（肝脏中产生葡萄糖）。失去了雌激素，它就不再参与代谢过程，这会使细胞使用和储存食物燃料的能力出现功能性障碍，并导致永久性高血糖。

胰岛素抵抗没有任何需要注意的明显症状，但有一些确定的风险因素，包括：

- 年龄在 45 岁及以上；
- 2 型糖尿病家族史；
- 肥胖，尤其是腹型肥胖（内脏脂肪堆积）；
- 缺乏运动；
- 高血压、高胆固醇；
- 多囊卵巢综合征；
- 睡眠呼吸暂停；
- 脂肪肝；
- 使用某些降压药物、类固醇以及用于治疗精神疾病或艾滋病毒的药物；
- 库欣病和甲状腺功能减退症。

一定要注意胰岛素抵抗的个人风险因素，因为如果不及时治疗，胰岛素抵抗可能会导致前驱糖尿病，然后导致 2 型糖尿病。2 型糖尿病与严重健康问题的风险增加有关，包括卒中、心脏病、肾脏和眼部疾病，以及糖尿病神经病变等。

纠正胰岛素抵抗的方法

想要应对和降低胰岛素抵抗的风险，你应该优先选择健康的生活方式，最大限度地发挥身体的代谢潜力。你应通过策略性的饮食和锻炼，强化细胞对胰岛素的敏感性。你需要的是对胰岛素敏感的细胞，而不是抵抗性细胞，因为前者会促进血糖平衡，降低炎症的水平。通过养成促进胰岛素敏感性的习惯，你能在很大程度上保护自己免受一些最常见的慢性疾病的侵害。下面我将分享一些最佳习惯。

营养调整

如果你能实现两个关键的营养目标，将有助于保护围绝经期及之后的代谢健康。（这些营养目标构成了《加尔维斯顿饮食计划》的基础，这是我为更年期女性设计的计划。）

吃升糖指数低的食物：升糖指数是衡量食物升高血糖速度的工具。升糖指数较低的食物使血糖上升较慢，对新陈代谢、情绪（不会出现血糖"崩溃"）等都有好处。升糖指数低的食物包括蔬菜、水果、全麦产品、坚果、瘦肉和豆类等。

每天至少摄入 25 克膳食纤维：研究表明，每日摄入膳食纤维有助于降低空腹血糖和胰岛素水平。可溶性膳食纤维产品和天然食品中的膳食纤维都可以有效改善血糖以及胰岛素敏感性。

最好的膳食纤维来源（《加尔维斯顿饮食计划》中也有详细阐述）包括豆类、西蓝花、浆果、鳄梨（我的最爱）、奇亚籽、南瓜子、朝鲜蓟、毛豆、南瓜、蔬菜、全燕麦、玉米、斯佩尔特小麦、藜麦、葵花籽、香蕉、苹果、麸皮、杏仁、红薯、李子等。

吃升糖指数低的食物，并且每天摄入足够的膳食纤维可以帮助身体步入正轨，实现并保持健康的身体成分。

在饮食中加入大量多酚。多酚是植物中发现的有益化合物，具有出色的抗氧化活性。多酚的一些最佳来源包括：

苹果	小茴香
浆果	黑巧克力（可可是多酚的主要来源）
西蓝花	亚麻子
胡萝卜	辣椒

补充剂

一些补充剂可以对改善胰岛素敏感性的饮食起到辅助作用。其中包括:

- 镁:许多研究观察不同类型的镁补充剂的效果,结果表明它们是有益的。各种形式的镁均有疗效,建议每天补充 250~360 毫克二价镁元素。
- 锌:锌的缺乏显然与胰岛素抵抗风险的增加有关,但对于没有锌缺乏症的女性来说,补充锌所产生的结果要另当别论。
- 维生素C:研究表明维生素C水平与代谢综合征有关,但我们需要更多的研究来找到确切的有效剂量。
- 益生菌:益生菌的使用可以改善更年期女性胰岛素抵抗的评分,补充剂应含有乳酸杆菌和双歧杆菌。

虽然维生素D的效果不如上述其他补充剂,但也对葡萄糖的代谢产生明显的积极影响。

体育锻炼

定期进行体育锻炼对于改善胰岛素的敏感性非常重要。事实上,每周至少锻炼5天,每次锻炼30分钟,就能提高细胞对胰岛素的反应能力,增加"葡萄糖摄取",这意味着你的(身体)组织使用了更多的葡萄糖,减少了血液中可能引发问题的葡萄糖。

药物选择

我们在第 6 章中讨论过，激素替代疗法对此是有效的。

40. 心律不齐，见心悸

41. 烦躁易怒，见心理健康障碍和情绪变化

42. 肠易激综合征，见胃肠道问题

43. 耳朵发痒，见皮肤变化

44. 皮肤瘙痒，见皮肤变化

45. 关节痛，见肌肉疼痛

46. 肾结石

肾结石是一种让人非常痛苦的肾脏矿物质沉积物。2023 年，一项突破性的研究表明雌激素水平与肾结石疾病之间存在着相关性，这可能为治疗该疾病带来突破。有趣的是，研究发现较高水平的雌激素可能与降低肾结石疾病的风险有关。为了理解其中的原因，我们需要了解雌激素对于这种病症的关键参与者——一种名为 *PAT1* 的蛋白质，会造成什么样的影响。

PAT1 蛋白质在肾脏中发现，可以辅助带负电荷的离子穿过细胞膜。其中一种带负电荷的离子是草酸盐，它是肾结石的重要组成部分。雌激素的存在似乎能够减慢 *PAT1* 蛋白质的活性，导致草酸盐的转运减少。这意味着雌激素可以通过增加矿物质在肾脏中积累的难度来减少肾结石的形成。

雌激素和肾结石之间的联系不仅在于预防让人痛苦的结石，

还在于优化肾脏的功能。雌激素对 *PAT1* 蛋白质的微调能力似乎有助于平衡体内带负电的离子，而维持这种平衡对于确保肾脏正确且高效地工作至关重要。

解决肾结石的方法

这个领域的研究尚处于初级阶段，我们还没有任何可靠的证据。不过振奋人心的是，人们越来越关注雌激素缺乏对女性健康的重要性——我们将在未来了解更多！如果你有肾结石并正在接受治疗，一定要与医生讨论你的激素状况。

47. 记忆力减退，见脑雾
48. 月经不调

我的月经周期始终非常规律，每次都按时到来，但突然有一天月经开始变得更大量、更频繁。大量的月经逐渐演变成一年中大约 70% 的时间都在流血。我觉得这不正常，于是去看医生，医生也认为这不正常。他立即给我预约了超声检查，结果却是"无法解释的出血"。我的妇产科医生非常积极主动，他仔细考虑了我可能的治疗选择，我们一致认为第一步应该是宫内节育器（曼月乐）。不到两个月的时间，我的月经就停止了。两年后，由于潮热，或者用我的话说是"热得发烫"，我经历了几个月的不眠之夜。医生给我做了血液检查，并告诉我，严格来说我已经绝经了，并为我提供了缓解症状的选项。现在，我正在使用激素替代疗法的雌二醇贴片，症状正在缓慢改善。我很庆幸我有一位没有忽视我的医生，我自己也对更年期相关知识进行了学习和研究。我知道，我们不应该默默忍受。

——特雷西·E.

由于围绝经期发生的激素波动，大多数女性在绝经过渡期间会经历某种程度的月经不调。但"大多数"并不意味着"全部"——有15%~25%的女性表示，在最后一次月经之前，月经一直比较规律。

如果你足够幸运，目前或曾经经期比较规律，那么每月周期中的一些明显变化可能有助于预测你距离绝经有多久。一般来说，如果月经停止60天或以上，那么你很可能会在两年内绝经。我在这里想强调的一点是，绝经并不总是遵循规则，也不总是容易归类。

下面列出了激素开始变化时，你可能经历的各种月经变化：

- 月经量增多：这些变化是由雌激素和孕激素的波动引起的，并且更有可能发生在绝经过渡期的后期，在肥胖和患有子宫肌瘤的女性中更为常见。
- 月经量过少：这是由激素水平下降引起的。

- 月经周期变长：激素的变化会扰乱排卵的规律性，导致月经间隔时间更长。月经周期加长更有可能发生在围绝经期晚期。
- 月经周期缩短：激素的变化也会导致经期间隔时间缩短。月经周期缩短在围绝经期早期更为常见。
- 子宫不规则轻微出血：经期之间发生的轻微出血（又称阴道点滴出血）在围绝经期很常见，是由于激素波动而发生的。
- 停经：当卵巢停止定期释放卵子或在妊娠期间，就会发生这种情况。
- 月经症状的变化：痉挛的强度和经前期综合征的症状可能会发生变化。

以上列出的所有变化都很常见，都是由激素波动引起的。但这并不意味着激素波动一定是子宫异常出血的原因。因此，如果开始出现月经不调，去看妇科医生非常重要。理想情况下，这位医生应该倾听你的意见，帮你区分哪些是有危害的症状、哪些是烦人的症状。（为了帮助医生最准确地确定可能发生的情况，我建议你在就诊之前记一份症状日记。请参阅附录C的模板。）

如果你在育龄期基本没有出现特别的妇科症状，你也许会认为自己无须医疗支持即可应对任何月经变化。然而，你一定要记住，不要把任何类型的过度、大量或持续时间较长的出血不当回事，特别是当出血伴有疼痛或其他症状时。这可能表明有其他潜在问题，例如子宫腺肌病、子宫肌瘤、息肉或增生等。请注意，即使检查结果表明存在这些病症，也不一定需要立即切除子宫或卵巢。你或许还有其他选择，例如安装孕激素宫内节育器或切除子宫内膜等。如果医生认为切除子宫或卵巢（或两者都切除）是唯一的选择，我强烈建议你再咨询另一位医生。手术绝经会带来很严重的后果，除非绝对必要，否则不要以这种方式进入更年期。

如果距离上一次月经已经过去一年或更长时间，并且你已经绝经，那么任何子宫出血都是异常的，应该进行检查。如果开始激素疗法不超过 6 个月，那么你的出血可能是身体适应激素替代疗法的结果，但你仍然可以把你的症状告诉医生。

围绝经期月经不调的应对方法

你需要去看妇科医生，寻求最适合自己的方法或治疗。以下是一些医生可能推荐的选项：

- 期待疗法：指由专业医疗人员观察等待或密切监测，而不是立即治疗。
- 激素药物：例如口服避孕药、孕激素或释放激素的宫内节育器，可以帮助调节月经周期并减少异常出血。
- 非甾体抗炎药（如阿司匹林或布洛芬）：可以帮助缓解疼

痛,并减少月经期间的出血量。

- 抗纤维蛋白溶解药物:如氨甲环酸,有助于抵消因纤维蛋白溶解(人体自然抗凝血过程)增加而引起的月经出血量过大。
- 宫颈扩张及刮宫术:如果确定子宫组织异常是导致大量出血的原因,则可以进行宫颈扩张及刮宫术来去除异常子宫组织。
- 子宫内膜切除术:使用加热、冷冻、激光或电来永久破坏子宫内膜,减少或停止月经出血。
- 子宫切除术:在情况最严重或其他治疗失败时,医生可能会建议进行子宫切除术,但这一般不会是首选治疗方案。虽然子宫切除术意味着切除子宫,但该手术也会切断卵巢的血液供应,从而加速卵巢功能的衰退。这就是为什么实行子宫切除术的女性比子宫完整的女性平均提前约4.4年进入更年期。

如果你已经绝经并且正在经历子宫不规则出血,那么做检查以排除子宫内膜癌、宫颈癌或老年性阴道炎,以及绝经泌尿生殖综合征非常有必要。老年性阴道炎是绝经后出血的常见原因,如果确诊,可以采用局部雌激素疗法或润滑剂、保湿剂等进行治疗。

49.心理健康障碍和情绪变化

45岁时,我开始出现莫名的焦虑。随之而来的是月经量超大、失眠、头晕、心悸、消化不良和不宁腿综合征等症状。我的妇科医生说我因大量出血而贫血。这解释了我的一些症状，但如今我才知道自己当时已经进入围绝经期了。当我向医生询问其他症状时，她指着自己的腹部说："我只处理这里"，然后又指了指自己的心和头部，说："不处理这里"。为了找出自己"出了什么问题"，我踏上了一段漫长且孤立无援的黑暗旅程。医生没有给我答案，而是给我开了抗抑郁药、阿普唑仑，建议我看心理治疗师。我感到很挫败，有时真的想死。我必须找到自己的答案并为自己找到一个说法。我花了5年时间，经过几千个小时的研究，最后终于在使用激素替代疗法后再次找回自己。但是，我生命中的那段时光、医生治疗我的方式以及他们把我打发走的样子给我留下了永远的伤痕。

——艾米·P.

虽然绝经是卵巢衰竭导致的身体变化，但它也会带来很多心理变化。研究一致表明，绝经会增加出现抑郁和焦虑等心理健康问题的风险，而且情绪、认知和情绪健康的变化也很常见。这些症状或轻或重，但都会显著影响你的整体生活质量。

在很多方面，我们并不真正理解为什么女性在生命的特定阶段（包括更年期）更容易遭遇心理健康问题（是的，我们需要更多的研究！）。但一些科学见解表明，这可能涉及"生理易损窗口"的概念。在激素大幅度波动期间，例如月经周期、妊娠、产后，尤其是绝经过渡期，最容易出现情绪障碍。当然，这里还涉及其他因素，因为并非所有经历过这些脆弱时期的女性都会出现情绪障碍或经历深刻的情绪变化。但对于一些女性来说，激素波动会严重扰乱心理健康。

更年期更容易受到情绪变化和情绪障碍的影响，很可能与雌激素的下降有很大关系。雌激素有助于调节神经递质血清素、多巴胺和去甲肾上腺素的活性，这些神经递质与抑郁和情绪变化有关。大脑也有雌激素受体。在这两种情况下，随着雌激素水平的下降，依赖雌激素的代谢和神经功能会发生改变。

应对心理健康障碍和情绪变化的方法

需要明确的是：我不是心理健康专业人士，这里列出的策略不能取代治疗师、心理学专家或精神科医生提供的心理治疗。

如果你有伤害自己或他人的想法，你应该立即去急诊寻求帮助。

对待更年期出现的心理健康问题，绝不应该抱着"我要咬紧牙关克服它"的态度，尤其是在可以获得有效的治疗方法，对改变生活的情绪和心理障碍进行改善时。如果你的心理健康状况正在经历明显的变化，我鼓励你寻求心理健康专业人士的帮助。你也可以尝试我在这本书里提到的各种干预措施，包括激素疗法、ω–3 脂肪酸和植物提取物补充剂等。

药物选择

雌激素疗法尚未获得美国食品和药物管理局批准用于治疗情绪障碍，但已有研究证明它对心理健康的疗效，并可能有助于：

- 减轻抑郁症状：激素疗法，特别是基于雌激素的干预措施，被发现具有与经典抗抑郁药物（如选择性5-羟色胺再摄取抑制剂和选择性5-羟色胺去甲肾上腺素再摄取抑制剂）类似的效果。雌激素，特别是雌二醇，已显示出抗抑郁的特性。
- 预防围绝经期抑郁：雌二醇被发现可以预防围绝经期新发抑郁症，这意味着在围绝经期接受雌激素疗法的女性不易患新发抑郁。一项涉及172名女性的随机试验探讨了雌激素给药的有效性，特别是经皮雌二醇（每天0.1毫克）联合间歇性口服微粒化孕酮（每天200毫克，每3个月服用12天）与安慰剂的效果。一年后，与接受安慰剂的女性相比，接受雌激素联合孕酮治疗的女性出现抑郁症状的可能性显著降低。这种效果在围绝经期早期的女性中更为明显。
- 作为绝经后抑郁的辅助治疗（除了抗抑郁药之外）：目前认为只使用雌激素疗法治疗更年期女性的抑郁是无效的，且不应作为更年期抗抑郁药的替代药物使用。然而，它有助于减轻症状并提高抗抑郁药的临床疗效。

- 预防女性抑郁症状的发生：雌二醇以透皮形式进行的雌激素疗法，与间歇性口服微粒化孕酮联合使用，可以预防围绝经期女性新发抑郁症状。
- 改善心情并改善健康：有证据表明，雌激素疗法可以改善非抑郁围绝经期女性的情绪并增强幸福感。

补充剂

某些补充剂（包括植物提取物补充剂）缓解更年期情绪和焦虑变化的潜力已经经过了评估。一些最有效的选择包括：

- 贯叶连翘提取物：贯叶连翘是一种具有抗抑郁特性的传统植物，显示出治疗轻度至中度抑郁的功效。它被认为能够提高大脑中血清素和多巴胺等神经递质的水平。
- 黑升麻提取物：黑升麻是一种用于治疗各种女性健康问题的草药，已被发现可以减轻更年期相关症状。通过与雌激素受体结合并降低黄体生成素的水平，它可以缓解更年期相关的情绪变化。
- 人参提取物：虽然我们需要对人参进行更多研究，但它可能有益于改变更年期相关的情绪波动和焦虑，因为它在改善整体健康和帮助身体应对压力方面表现出了良好的前景。
- 卡瓦胡椒：卡瓦胡椒是一种原产于南太平洋地区的植物，可以减轻围绝经期和绝经后女性的焦虑。它的作用是增加

大脑中的 γ-氨基丁酸水平，使人放松下来。卡瓦胡椒的活性成分是卡瓦内酯，有效剂量为每天 70 毫克以上，但由于它具有潜在的毒性，每日摄入量不应超过 250 毫克。

- ω-3 脂肪酸：ω-3 脂肪酸在改善绝经过渡期间情绪和认知行为方面的作用已经得到了研究。二十碳五烯酸是多种 ω-3 脂肪酸中的一种。它存在于富含脂肪的冷水鱼类中，例如鲑鱼。它与二十二碳六烯酸都存在于鱼油补充剂中。研究表明，每天摄入 2 克二十碳五烯酸可以缓解重度抑郁、双相情感障碍、精神分裂症、焦虑症和多动症的症状。

50. 偏头痛/头痛

偏头痛是头痛的一种，其特征通常是头部一侧出现剧烈的搏动性疼痛。偏头痛对女性的影响尤为严重，最常发生在中年时期。偏头痛主要有两种类型：

1. 无先兆偏头痛：这是最常见的类型，缺乏偏头痛发作前的神经症状或"先兆"。

2. 有先兆偏头痛：这种类型的特点是在偏头痛之前或发作时出现神经系统症状，例如视觉障碍、语言问题、麻木、刺痛或无力等。

通常，这些给人带来衰弱和痛苦的头痛与激素波动有关。

它们往往开始于月经初潮（第一次月经）前后，许多女性会发生经期偏头痛，与月经周期密切相关，可能发生在月经之前、期间或之后。另一些女性在绝经过渡期间偏头痛的发生频率会增加或者症状恶化。还有一些人可能只在经期发生偏头痛，而绝经后就完全消失了。雌激素波动似乎在所有这些情况下都对引发或缓解偏头痛发挥了一定作用。研究人员推测，患有偏头痛的女性在绝经过渡期间雌激素水平可能下降得更快，使她们更容易患激素性偏头痛。

治疗偏头痛的方法

偏头痛和更年期之间的关系很复杂，激素波动在引发或缓解这些头痛方面发挥着重要作用。我建议咨询医生，制订个性化治疗计划，其中可能用到本书提到的一些策略。最终，你可能会发现综合方法对缓解症状最有效。

辅助治疗的补充剂包括一些非处方保健品，如镁、核黄素（维生素B_2）、毛茛提取物、菊科植物提取物和辅酶Q_{10}，这些药物已被证明具有预防偏头痛的潜力，能降低偏头痛发作的频率和严重程度。

药物选择包括：

- 顿挫疗法：这类疗法的重点是缓解急性偏头痛发生时的疼

痛感。常见的顿挫疗法包括曲坦类药物、非甾体抗炎药以及对抗恶心和呕吐的止吐药等处方药。
- 预防性治疗：对于经常性或严重的偏头痛患者，医生可能建议进行预防性治疗。β受体阻滞剂、三环类抗抑郁药、抗惊厥药和某些降压药等已被证明能有效预防偏头痛。
- 激素替代疗法：美国食品和药物管理局尚未批准激素替代疗法用于偏头痛的治疗或预防，但一些医生认为，这种疗法用于绝经前和围绝经期的女性，可以稳定雌激素水平的下降，从而缓解因雌激素水平下降引发的偏头痛。
- 新兴治疗方法：针对降钙素基因相关肽（一种与偏头痛有关的神经肽）的新兴治疗方法正在开发中。这类单克隆抗体疗法可能对偏头痛治疗非常有效。

有先兆偏头痛和激素替代疗法

在偏头痛之前或期间出现视觉障碍、语言问题、四肢麻木或刺痛等症状，称为有先兆偏头痛。有偏头痛病史的女性，尤其是有先兆偏头痛的女性，因担心卒中风险而被警告不要使用激素替代疗法。但所有患有偏头痛的女性都是这样吗？下面我们来回顾一下。

从历史上看，雌激素的使用（通常作为避孕药）与动脉血栓风险略微增加有关，例如发生卒中的情况，并且存在剂量依赖性。出于这种担忧，患有偏头痛的女性，尤其是有先兆偏头痛的女性常常不建议使用激素替代疗法。然而，最近的研究揭示了这个问题，并对"所有患偏头痛的女性在使用激素替代疗法时面临同样风险"这一观念提出了挑战。

值得注意的是，任何形式的全身雌激素使用都会使动脉血栓的风险略有增加，就像卒中时发现的"黏性血小板"一样，但对于服用高剂量雌激素的患者（比如服用高剂量雌激素避孕药），以及那些先前存在风险因素的人群（比如患有动脉粥样硬化性心脏病和有吸烟史等），这种风险的增加更明显。由于卒中风险的增加与使用剂量相关，而传统的激素替代疗法的剂量远远低于避孕所使用的雌激素水平，因此，使用激素替代疗法的剂量所带来的卒中风险并不高。

重要的是要认识到，并不是所有患有偏头痛的女性发生动脉血栓的风险都是相同的，即使是患有先兆偏头痛的女性。在考虑激素替代疗法时，评估个人风险因素（例如年龄、吸烟状况和其他疾病等）十分重要。

最终，如果你有偏头痛病史，无论有或没有先兆偏头痛，并且也不存在其他凝血问题的风险因素，那么你不应该被直接拒绝激素替代疗法。你需要找到一位能够与你密切合作的医生，讨论并制订激素疗法计划。理想情况下，你的医生会帮助你选择最合适的雌激素疗法形式（如果对你而言疗效大于风险），并密切监测任何潜在的副作用。

----

51. 情绪变化，见心理健康障碍和情绪变化

52. 肌肉疼痛，见肌肉骨骼疼痛

53. 肌肉流失，见肌少症

54. 肌肉骨骼疼痛

  我已经52岁了，是两个孩子的母亲，也是一名专业特需儿童治疗师。我在工作中从来没有遇到过身体上的问题，比如把小孩子从椅子上抱起来，和他们一起趴在地上，或者在走廊里和孩子们一起奔跑等。在我40多岁的时候，我的月经开始变得不规律，体重不断增加，身体的反应也开始变慢。我的妇产科医生做了一些检查，排除了其他可能性，我被正式诊断为进入围绝经期。最难受的是身体上的疼痛。我的关节很痛，肌肉也痛，严重到肌肉痉挛和骨盆疼痛的程度。这种疼痛经常发生在我的月经周期之前。我无法进行日常锻炼，工作时涉及的体力活动必须有同事们帮忙。接着，潮热和失眠也出现了。就连我从十几岁起就没有再长过的湿疹也突然发作了。我感觉自己快要崩溃了。

——凯伦·C.

  肌肉骨骼疼痛是一个总称，用于描述一系列症状，包含肌肉疼痛、关节痛、关节炎和肩周炎等。

  肌肉骨骼疼痛是我在患者身上看到的最令人烦恼的症状之

一，也是社交媒体上经常报道的就医原因。肌肉骨骼疼痛的痛感十分严重，会让人感到沮丧，因为这些症状常常被认为"只是变老的一部分"而被忽视，或者被误诊为纤维肌痛。

肌肉骨骼疼痛可以在更年期的任何时间发生，但在围绝经期尤为普遍。一些报告显示，超过70%的围绝经期女性患有肌肉骨骼疼痛。在绝经后，女性疼痛的程度上升至医生所说的中度至重度肌肉骨骼疼痛的风险也更高。目前尚不完全清楚为什么肌肉骨骼疼痛在绝经过渡期和绝经后期会出现如此大幅度的增加，但考虑到患者报告这些症状增加的时机，我们可以根据逻辑假设激素水平的变化是罪魁祸首。另外，我们发现，激素替代疗法可以有效减少与绝经过渡期有关的关节疼痛的频率，并缓解严重程度。

以下是有关肌肉骨骼疼痛症状的更多信息：

- 关节痛：关节痛是指一个或多个关节疼痛，但没有炎症或潜在关节疾病的临床症状。研究表明，至少50%的女性在更年期会出现关节痛，其中约21%的女性称这是更年期最麻烦的症状。这些关节痛还可能伴有肌肉疼痛、疲劳、情绪变化、睡眠障碍、体重增加、焦虑以及压力增加等。

- 关节炎：与关节痛不同，关节炎涉及炎症或潜在的病理异常的临床症状。区分关节痛和关节炎很重要，因为治疗方法可能不同。你需要向医生报告关节疼痛症状的具体情况，以便他们评估和排除早期关节炎或其他炎症性风湿疾病的可能性。

纤维肌痛与绝经

纤维肌痛是一种慢性疾病，会导致全身疼痛，包括肌肉骨骼疼痛、疲劳、抑郁和焦虑，以及记忆问题等其他症状。这些症状也可能因更年期激素的变化而出现。不同之处在于，人们认为纤维肌痛的起源通常与中枢神经系统处理疼痛问题的方式有关，而不是与激素波动有关。然而，由于症状可能非常相似，研究人员推测，更年期相关的肌肉骨骼疼痛经常被误诊为纤维肌痛，雌激素的缺乏也可能在纤维肌痛的发展中发挥作用。这一理论得到了临床数据的有力支持。

当研究人员对 100 名原发性纤维肌痛患者进行观察时，发现两个关键因素与绝经相关的激素变化的诊断重叠：第一，女性是主要的受影响性别；第二，纤维肌痛的症状开始的平均年龄约为 46 岁（大约在围绝经期）。有趣的是，在这 100 名患者中，其中 65 名在被诊断患有纤维肌痛之前已经绝经，平均绝经年龄为 42 岁（比典型的平均年龄 51 岁要早得多）。同样值得注意的是：这些女性中有许多是因为手术引起的绝经，并且没有接受足够的雌激素疗法。这些统计数据似乎很清楚地说明了（至少在这个受试者群体中）雌激素的变化在某种程度上与纤维肌痛的发作有关。

另一些研究已确定雌激素缺乏是纤维肌痛发生的一个重要因素，并表明雌激素疗法可能有助于缓解某些特定患者的症状。

减轻肌肉骨骼疼痛的方法

首先，如果出现肌肉骨骼疼痛的症状，无论怎样，都要行动起来——你不必默默承受这种让人衰弱的破坏性疼痛。其次，无论选择何种策略，请务必坚持下去，因为你的症状也许不会在短时间内有明显的改善。

以下是一些减轻肌肉骨骼疼痛症状的方法。

营养调整

摄入富含水果、蔬菜、瘦肉蛋白和健康脂肪的抗炎饮食有助于减轻炎症和关节疼痛。避免食用加工食品和精制食品、摄入人工添加剂和过量饮酒也能够减轻炎症。

体育锻炼

定期进行体力活动有助于保持关节润滑，从而保证关节的健康。如果出现关节疼痛，请考虑尝试低强度运动，例如瑜伽或游泳。此外，每天一定要进行拉伸、短距离散步或爆发性活动，可以缓解僵硬，促进血液循环。

补充剂

ω–3 脂肪酸和膳食纤维补充剂有助于减轻炎症、改善整体关节健康。此外，姜黄素和白藜芦醇等天然化合物在治疗关节疼痛方面也显示出很好的前景。

药物选择

激素替代疗法与减轻关节疼痛和僵硬有关，可能对更年期发生严重关节疼痛的女性有益。值得注意的是，在一项研究中，停用激素替代疗法的女性关节疼痛或僵硬，以及全身疼痛的患病率是停用安慰剂组的两倍。

非甾体抗炎药，例如布洛芬、萘普生和阿司匹林等，能够有效缓解肌肉骨骼疼痛和炎症，但只能用于治疗短期问题。

55. 盗汗，见潮热
56. 非酒精性脂肪性肝病

非酒精性脂肪性肝病是一种肝细胞中脂肪堆积过多的疾病。如果不及时治疗，可能会发展为晚期的非酒精性脂肪性肝炎、肝硬化或肝癌。顾名思义，非酒精性脂肪性肝病与饮酒无关；大量饮酒引起的肝脏损害或疾病被称为酒精性肝病。

近年来，非酒精性脂肪性肝病在女性中越来越普遍，研究表明，绝经后患非酒精性脂肪性肝病的可能性是绝经前的2.4倍。这种风险的增加部分是由于雌激素的减少使更年期女性容易增加内脏脂肪。你或许还记得第6章中的内容，内脏脂肪是一种位于腹腔深处、靠近肝脏和其他重要器官的腹部脂肪。内脏脂肪是一种代谢干扰物，往往会干扰器官功能，并可能导致肝脏脂肪堆积。如果超过5%~10%的肝脏转变成脂肪，则可能会发展为非酒精性脂肪肝。

其他可能增加患非酒精性脂肪性肝病风险的因素包括：

- 游离睾酮、生物可利用睾酮和游离雄激素指数（自然水平较高或通过使用睾酮替代法参见关于Biote植入剂的补充信息）水平过高；
- 维生素D缺乏症；
- 手术绝经；
- 2型糖尿病；
- 肥胖；
- 胰岛素抵抗；
- 代谢综合征；
- 大量摄入含果糖的甜味饮料，例如苏打水等。

降低非酒精性脂肪性肝病风险的方法

营养调整

你可以通过维持正常的血脂、血糖和胰岛素水平来降低患非酒精性脂肪性肝病的风险。添加糖含量低、富含纤维和抗氧化剂的饮食,尤其是富含维生素D(富含脂肪的鱼类、蘑菇等)和维生素E(坚果、种子和一些植物油)的食物,有助于将这些指标保持在健康水平的范围内。我们还需要更多的研究来确定非酒精性脂肪性肝病患者补充维生素D的最佳剂量和持续时间,因此最好从食物来源中获取。

补充剂

对于患有非酒精性脂肪性肝病的人,以下补充剂(与健康饮食和运动相结合)可能有助于改善肝脏健康,它们具有抗氧化和抗炎特性,并可减轻炎症和防止额外的肝脏损伤:

- 维生素E(研究最多):许多研究表明,每天摄入800国际单位以生育酚形式存在的维生素E可以改善肝脏的结构和功能,并降低因非酒精性脂肪性肝病死亡的风险;
- 水飞蓟素/乳蓟提取物:每天420~450毫克,使用Eurosil 85专利配方;
- ω–3脂肪酸:研究中的平均剂量是每天4克;

- 辅酶 Q_{10}：每天摄入 100 毫克；
- 小檗碱：每天摄入 0.3~1.5 克，所有剂量均有效果；
- 姜黄素/姜黄提取物：每天摄入 500 毫克，与胡椒碱结合服用可以增强吸收效果。

体育锻炼

定期进行体育锻炼对你全身的代谢健康至关重要，有利于肝脏和其他器官的功能。

当研究人员研究哪种运动对降低非酒精性脂肪性肝病风险最有效时，他们发现每周进行 150 分钟以上体育锻炼的人，以及每周完成两次或两次以上力量训练的人的患病风险较低。

药物选择

即使养成了健康的习惯，雌激素水平的下降也会让你面临内脏脂肪堆积和肝脏脂肪堆积的风险，从而导致非酒精性脂肪性肝病。研究表明，对绝经后的女性，即使患有代谢综合征，激素疗法也具有针对非酒精性脂肪性肝病的保护作用。经皮疗法（通过贴剂使用）对于预防这种疾病的发生和阻止其进展可能最有效。

57. 骨质疏松症

骨质疏松症是一种进行性骨病，会导致骨骼变薄、变脆和变弱，增加骨折的风险。我在第 6 章中讨论了骨质疏松症的性别偏差，仅从这个统计数据就可以看出这一点：女性患骨质疏松症的可能性是男性的 4 倍。造成这种差异的主要原因是绝经相关的雌激素的流失，它被认为是患骨质疏松症最常见的原因。骨质疏松症的发生是因为骨骼重塑的过程失去平衡，骨骼重塑就相当于骨骼的持续更新。身体通常会清除陈旧、脆弱的骨组织，并用新鲜、坚固的骨骼取而代之。然而在更年期，由于雌激素缺乏和可能下降的睾酮水平，这种重塑的过程被破坏，清除掉的陈旧骨组织多于新生成的骨组织。这样，你的骨头就会变得脆弱，更容易骨折，所以骨质疏松症也通常被称为"脆骨病"。骨质疏松症被称为一种无声的疾病，因为体内发生的骨密度变化没有任何外在迹象或症状。在许多情况下，人们只有在骨折后才意识到自己患有这种疾病。考虑到 40%~50% 的更年期女性一生中都会经历骨质疏松性骨折，而且骨质疏松症的发展过程很长，可能从 30 多岁时就开始了，因此通过意外事件才发现骨质疏松症的情况实在太普遍了。正因如此，我想明确指出一点：所有围绝经期或绝经后的女性都应该考虑自己有患骨质疏松症的风险，并把调整和维护骨骼健康作为优先事项。

管理骨质疏松症风险的方法

你可以通过一些日常的生活方式的调整来降低患骨质疏松

症的风险，包括不吸烟（或戒烟）、限制咖啡因和酒精的摄入量等。研究发现，吸烟、过量饮酒和咖啡因都会降低骨密度，增加骨折风险。

还可以通过结合平衡训练和清除生活环境中绊倒的危险因素来降低骨折风险。我们总是以为对住所进行防摔处理是为70岁以上的人准备的，但相信我，当我们冲进门，手里拿着手机，手臂上挂着4大袋刚买的日用品时，也同样容易被翘起的地毯角或突出的桌腿绊倒。当你分心时，快速扫视一圈以及一些微妙的位置变化是十分关键的。

想想吧，如果你家里有个东西好几次差点儿把你绊倒，而每次你都在想"我真的应该把它搬走"，那么现在就去搬走它。不管你的年龄多大、有没有绝经，跌倒之后的恢复都不是一件容易的事（如果跌倒导致骨折，恢复时间显然会更长，也会更困难）。做好这种防跌倒的准备并没有什么坏处。

营养调整

注意蛋白质的摄入量：蛋白质对于维持肌肉组织至关重要，而肌肉对于保护骨骼至关重要。

从食物中获取钙：钙与维生素D一样，对于骨组织的形成至关重要，你需要确保体内摄入足够的钙来维持骨骼强健。理想情况是从食物中获取大部分的钙，因为一些研究表明，大量摄入钙的补充剂会增加患肾结石和冠状动脉粥样硬化性心脏病的风险。一些最佳的含钙食物来源包括：

- 罐装沙丁鱼和鲑鱼（带骨，不过不用担心，它们的骨头很软，可以食用）；
- 乳制品，如乳清干酪、酸奶和牛奶等；
- 深色的绿叶蔬菜，如甘蓝、芥蓝、羽衣甘蓝、小白菜等；
- 大豆。

补充剂

你可能需要服用补充剂来达到建议的每日钙摄入量，即1 000~1 200毫克，但我再次强烈建议你通过食物来满足大部分需求。正如我上面提到的，服用钙的补充剂与肾结石和心血管疾病的风险增加有关，后者对于绝经后女性尤其明显。目前尚未证明较高剂量的钙补充剂对骨骼具有更好的保护作用。

维生素D可促进身体对钙的吸收。如果你的年龄在19~50岁之间，建议每日最低摄入剂量为600国际单位。如果你的年龄超过50岁，建议每日最低摄入剂量为800国际单位。

肌酸：肌酸补充剂（每日摄入5克，通常为粉末状）可以补充在更年期的女性中常见的较低水平的肌酸，可以改善肌肉的功能和骨密度。这种补充剂与抗阻力训练结合使用的效果尤其好，而且还有助于改善情绪和认知水平。

有很多研究支持使用肌酸来改善骨骼健康，其中一项表明，补充肌酸 12 个月,并结合抗阻力训练,可以增强股骨颈(不是脖子,而是靠近髋关节的股骨的"颈部"或顶部)的骨密度。股骨颈的骨密度被认为是绝经后女性骨折风险的预测指标。

这项研究还发现,补充肌酸还增强了骨骼的弯曲强度,这意味着骨骼对压力的耐受性更强,也就是说,它们需要更大的外力才能骨折。

这项研究的参与者每天每千克体重摄入 0.1 克肌酸,并每周完成 3 天的抗阻力训练。对于大多数更年期的女性来说,应保证合理、安全且每月有效摄入剂量约为 5 克。

长期使用某种生物活性胶原蛋白肽(品牌名为 Fortibone)已被证明有助于减缓骨质疏松症或骨质减少症患者的骨密度损失(在骨质疏松症之前可能出现骨密度偏低)。保持骨密度有助于降低骨折和其他骨损伤的风险。研究参与者连续 4 年每天服用 5 克 Fortibone 生物活性胶原蛋白肽,它通常是粉剂形式,与水混合服用。

体育锻炼

抗阻力训练会给骨骼施加负重,反复进行训练可以增加骨骼强度。跳舞、散步、慢跑、太极拳、徒步旅行等负重运动,以及匹克球和网球等球拍运动也有助于增强骨骼和改善平衡感。

药物选择

随机对照试验（包括女性健康倡议项目的实验）已证明激素替代疗法能够降低骨质疏松症相关骨折的风险，并且这种风险在患有骨质疏松症的女性和骨质疏松性骨折风险较低的女性中都可以看到明显的降低。

对于骨骼保护，每天使用 50 微克的经皮雌二醇贴剂、2 毫克口服雌二醇或 0.625 毫克结合性雌激素可能是最有效的，但较低的剂量也能起到保护作用。（我本人和我的患者们更喜欢经皮雌二醇贴剂。有关激素替代疗法的更多信息，请参阅第 7 章。）

其他治疗骨质疏松症的药物可以辅助控制骨骼分解和生长的方式，从而增加骨骼强度。医生可能会根据需要向你推荐有助于减缓骨骼分解的药物。这些药物可能包括雌激素受体激动剂、双膦酸盐或地诺单抗，它有助于阻断骨骼分解的过程。

58. 性交疼痛，见性功能障碍

59. 心悸，见心悸

60. 肌少症

肌少症是一种与年龄相关的进行性疾病，特征是骨骼肌质量、力量和功能丧失。通常，它会导致身体机能下降及跌倒和骨折的风险增加，这显然会影响整体生活质量。研究发现，更年期相关的激素波动会导致肌少症，以及过早的肌肉流失。人们注意到，围绝经期早期和晚期的肌肉质量发生了变化。

我在第6章中提到，雌激素和睾酮在维持肌肉组织方面发挥着重要作用。当它们的水平下降时，我们的肌肉就开始流失，常常是在意识不到的时候。肌肉质量的损失会反过来导致骨密度下降，并可能造成骨质疏松症等疾病。肌肉和骨骼健康在代谢和解剖学上密切相关，并且通常在强弱方面相互反映。因此，你可以看到这些领域中的许多治疗方法都是相似的。

因此，采取维持肌肉质量的措施十分必要（越早重视肌肉的维持越好）。毕竟，肌肉质量对于维持全身健康起着至关重要的作用。它涉及到身体机能、新陈代谢以及健康的诸多方面，包括：

- 预防身体虚弱：保持肌肉质量对于预防身体虚弱至关重要，尤其是对于老年女性来说。虚弱是一种综合征，表现特征是身体机能下降、更容易出现不良的健康后果。肌肉质量损失是导致虚弱的主要原因，从而带来虚弱、活动能力下降以及跌倒和骨折的风险增加等后果。
- 身体机能：强壮的肌肉提供日常活动所需的力量和耐力，从爬楼梯、搬运杂货到保持平衡和防止受伤。对于女性，尤其是老年女性，维持肌肉质量对于保持高质量的独立生活至关重要。
- 胰岛素敏感性和血糖控制：肌肉组织在葡萄糖代谢中发挥着重要作用。骨骼肌负责吸收和利用血液中的葡萄糖，使肌肉组织成为保护胰岛素敏感性的重要盟友。这对于预防或管理 2 型糖尿病和胰岛素抵抗等疾病至关重要，我们在更年期更容易受到这些疾病的影响。

- 基础代谢率：肌肉组织代谢活跃，这意味着即使在休息时也会燃烧热量。拥有更多的肌肉能够增加基础代谢率，也就是身体维持呼吸、循环和细胞修复等基本生理功能所需的热量值。肌肉质量较高的女性往往具有较高的基础代谢率，因而保持健康的体重和管理身体成分都更容易。
- 骨骼健康：虽然肌肉和骨骼是不同的组织，但它们紧密相连。增强和维持肌肉的抗阻力训练也会给骨骼施加负载，从而增加骨密度。随着年龄的增长，这对我们来说非常重要！保持强健的骨密度可以防止受伤和骨折。
- 体重管理：肌肉质量有助于管理体重和身体成分。肌肉组织比脂肪组织更致密，这意味着拥有更多的肌肉不仅可以使你更强壮，而且使你更苗条。另外，与肌肉质量增加相关的基础代谢率的提高能够燃烧更多热量。

通常，肌少症的诊断需要使用双能 X 射线吸收法或 InBody 人体成分分析仪对肌肉质量进行评估并对力量进行测试。我用一台 InBody 人体成分分析仪对患者的肌肉质量进行测量。我还会与所有患者针对肌肉质量及其影响健康的多种途径进行详细讨论。通常，我所制订的改善症状的总体计划很大程度上依赖于保护和增强肌肉组织的策略。

应对肌少症的方法

治疗和预防肌少症需要将高质量的营养和身体活动结合起来,从而增强肌肉力量和身体机能。此外,由于炎症可以造成肌肉组织分解,因此多吃抗炎食物、尽量减少饮酒、不吸烟、保证充足的睡眠,以及减轻压力等都有助于保护宝贵的肌肉组织。

营养调整

研究表明,有效的营养策略包括增加水果和蔬菜的摄入量,一般建议每千克体重每日最低蛋白质摄入量为1.2克。运动后应立即摄入含有20克蛋白质的高蛋白餐或奶昔,以支持肌肉组织的维持和发育。

除了膳食蛋白质之外,确保摄入足够的维生素D和钙也很重要,因为它们对于支持骨骼健康是必不可少的。骨质疏松症和肌少症对肌肉骨骼健康和全身机能的影响是紧密关联的。充足的钙和维生素D对于预防和治疗这两种病症至关重要。钙支持骨骼健康,而维生素D有助于钙吸收,同时也对肌肉功能发挥作用。如果你存在患骨质疏松症和肌少症的风险,或者正在治疗骨质疏松症和肌少症,请务必咨询专业的医生,对你的具体营养需求进行评估,并制订有针对性的计划来维持肌肉骨骼健康,预防骨折和肌无力。

体育锻炼

治疗肌少症最有效的锻炼方案是有氧运动和抗阻力训练相结合。坚持进行抗阻力训练对于预防肌少症十分有效,因为它已被证明有助于保持和增强肌肉质量和力量。科克伦综述(由科克伦协作网组织值得信赖的医学专家小组编写)表明,每周进行两三次渐进式抗阻力训练,效果尤其突出。

我把肌肉的生长和维护作为自己健康的重中之重,因此我定下的目标是每周至少进行 3 次力量训练。如果你需要更多这方面的指导,加布里埃尔·里昂博士所著的《肌肉!肌肉!》能提供一个很好的资源。

需要指出的是,虽然抗阻力训练对于肌肉组织的维持和生长是理想的选择,但如果你由于某些原因无法坚持下去,那就做一些其他训练,找到你能坚持下去的方法,持之以恒地练习。定期进行身体活动有助于预防多种疾病,提升情绪、精力和自尊,有益于新陈代谢,以及增强心脏功能等。这样的例子不胜枚举,运动确实是最好的良药。

补充剂

研究表明,绝经后女性在进行力量训练时补充肌酸(每日摄入 5 克)可以增加肌肉的质量和力量。

硒、镁和 ω-3 脂肪酸有助于保持肌肉质量并保护肌肉组织免受炎症损伤。

药物选择

激素替代疗法在保持绝经后女性的肌肉质量方面显示出好坏参半的结果。虽然它可能有益于肌肉力量和我们所说的收缩调节，但它对肌肉质量的影响仍然无法确定（尽管睾酮疗法已被证明能够改善绝经后女性的肌张力和质量）。

多少蛋白质才够？

在更年期增加蛋白质摄入量对于维持整体健康，并特别保护和维持肌肉质量和功能十分重要。随着女性年龄的增长，由于多种因素，我们的蛋白质需求量往往会增加，包括肌肉蛋白质合成的变化以及激素变化带来的肌肉流失的风险增加。如果出现胰岛素抵抗（你或许记得，在绝经后出现胰岛素抵抗的风险更大），则需要摄入更多的蛋白质来维持肌肉质量和功能。这是因为胰岛素抵抗会损害身体有效利用膳食蛋白质合成肌肉蛋白质的能力。

几项观察性研究强调了绝经后女性较高的蛋白质摄入量与肌肉健康之间的正相关性。例如，女性健康倡议项目研究发现，每千克体重摄入 1.2 克蛋白质可以将虚弱风险降低 32%，并改善身体机能。绝经后女性每千克体重 1.6 克的摄入量与更高的骨骼肌质量指数相关。（要进行此计算，你需要找到一个计算器，将体重单位统一成千克，然后乘 1.2 或 1.6 克，就得到了理想的蛋白质摄入量。）

需要注意的是，这个水平的蛋白质摄入量高于一般推荐的每日蛋白质摄入量，即每千克体重每日摄入 0.8 克蛋白质。但根据我们对绝经后肌肉流失和虚弱风险的了解，我认为一般推荐的每日蛋白质摄入量根本不够，你应该以每千克体重每日至少摄入 1.2~1.6 克蛋白质为目标。

想要增加蛋白质摄入量，一定要保证食物来源的多样性，包括瘦肉、家禽、鱼类、乳制品、豆类和植物性食物等。这能够确保你获得维持肌肉和整体健康所必需的营养素和氨基酸。此外，在关注蛋白质摄入量的同时，也要注意何时吃蛋白质——最好分散到一天中的零食和正餐，而不是一次性吃完。

---

61. 性功能障碍

我 60 岁了。10 年来，我一直在与更年期做斗争。首先是皮肤发痒，皮下似乎有触电的感觉，情绪波动、愤怒、头痛、每月一次类似流感的感觉、疲惫、潮热、盗汗、失去自信、脑雾、没有性欲、阴道干燥、性交时剧烈疼痛、体重增加、无法达到性高潮、抑郁等。我的性生活很糟糕。我的丈夫在床上非常有耐心、非常温柔，甚至非常有创意，但我曾经喜欢的那种性爱的感觉，再也找不到了。我并没有对这些产生反感，只是身体上不再有任何感觉了。我最严重的症状是——在潮热之前，我感受到一种从未有过的悲伤。这感觉像地狱一样黑暗。它一闪而过，接着我就出了一身汗。然后这种感觉就消失了。这样的情形一天可以发生 15 次以上，我在情感上已经精疲力竭了，对生活中的一切产生了质疑。我感觉自己残破不堪。

——伊丽莎白·L.

性功能是维持整体的幸福感和生活质量的不可或缺的一部分。在更年期，性健康发生变化是很常见的，这可能会令人感到痛苦，并对亲密关系造成重大影响。了解了更年期相关的性功能障碍的原因，就能揭开发生在你身上的变化的神秘面纱，探索治疗方案将为缓解症状（并恢复性快感）带来希望。

更年期相关的性功能障碍可以通过很多种方式表现出来，例如：

- 性欲减退症：性欲减退症的特点是持续或不时缺乏对性幻想和性活动的欲望。中年女性性欲减退症的患病率较高，范围为 14.5%~33%，可能由激素变化、心理因素和亲密关系问题等引发。我估计，在我所接诊的有更年期相关问题的患者中，近 50% 患有性欲减退症。
- 性唤起障碍：在更年期，性唤起困难是很常见的，而且这种情况不仅仅是心理上的问题。性唤起困难是由于生殖器血流量减少、阴道干燥和敏感性下降导致的。这些生理变化会导致性活动期间的不适和性欲降低。
- 性高潮障碍：激素变化、盆腔区域血流量减少或心理因素等都有可能导致更年期难以达到性高潮或产生不太强烈的性高潮。
- 性交疼痛：绝经泌尿生殖综合征可导致性交疼痛。阴道组织变薄和干燥会导致性交时的不适、灼烧感或疼痛，导致性欲减退。
- 亲密关系问题：性欲和性功能的变化可能会使亲密关系变得紧张。即使你感到与伴侣心灵相通并得到支持，但对身体的亲密接触缺乏渴望或兴趣可能会导致冷漠和疏远。

应对性功能障碍的方法

作为一名为女性提供治疗的医生，我认为，发起有关更年期性健康的讨论并为我的患者提供一个安全空间来表达她们的担忧是至关重要的。很多女性因性健康的改变而苦苦挣扎，但她们并不需要承受这些。你的医生可以与你一起制订个性化的治疗计划，考虑导致你出现性功能障碍的具体因素。你可以重新获得性满足并改善更年期的整体生活质量，但这一切的前提是你要向医生坦诚交流你的症状。

在我的诊所，我会让所有患者填写以下这份问卷。你也可以自己完成这份问卷，来明确与医生讨论的要点。

性症状测评表

请回答过去3个月内关于你的整体性功能的问题。

1. 你对自己的性功能满意吗?

    是/否。如果否,请继续。

2. 你对自己的性功能不满意有多久了?

    _____

3. 你的性功能问题是(标记一个或多个):

    a. 对性的兴趣很少或没有

    b. 生殖器感觉减退(或异常)

    c. 阴道润滑减少(干燥)

    d. 难以达到性高潮

    e. 性交时疼痛

    f. 其他 _____

4. 问题3中哪个问题最严重?

    (圈出a、b、c、d、e或f)

5. 你愿意与医生讨论这些问题吗?

    是/否

保持健康的生活方式,包括抗炎饮食、定期体育锻炼和减压练习,可以增强整体健康和性功能。然而,在很多情况下,解决更年期相关性功能障碍需要的不仅仅是生活方式的调整。综合

考虑身体、心理和亲密关系等方面的方法通常是最有效的。

非药物治疗选择包括：

- 教育：了解有关更年期的生理变化、性健康知识以及建立合理的期望能够帮助你更好地了解自己的身体并缓解担忧。关于这一话题的一本很好的参考书是凯利·卡斯珀森博士所著的《你其实很好》（以及同名播客）。我还推荐艾蜜莉·纳高斯基博士的《性爱好科学》。
- 心理治疗：当事人或伴侣共同治疗，例如认知行为治疗或性治疗，有助于解决心理问题、改善沟通并增强亲密感。
- 盆底治疗：对于因盆底问题导致性功能障碍的女性，物理治疗可能会有所帮助。
- 替代疗法：一些女性发现通过针灸或正念练习等替代疗法可以缓解性功能障碍症状。
- 沟通：与伴侣开诚布公地沟通对于解决与性功能障碍相关的问题很关键。伴侣双方共同进行心理咨询可以促进讨论和解决方案。

药物选择包括：

- 激素疗法：激素疗法，包括雌激素和睾酮替代疗法，能够解决绝经泌尿生殖综合征所导致的性功能障碍。尤其是睾酮疗法在改善更年期女性的性欲方面显示出巨大的希望。
- 美国食品和药物管理局批准的药物：有两种获批药物用于治疗绝经前女性的性功能障碍。它们也经常被非处方用于绝经后的女性，但药物试验是在绝经前女性中进行的。这两种药物分别是氟班色林和布雷默浪丹，前者通过影响5-羟色胺受体来增强性欲，后者作用于黑皮质素受体以增强性欲。
- 阴道保湿剂和润滑剂：非处方或处方阴道保湿剂和润滑剂可以缓解性交过程中的阴道干燥和不适。

62. 皮肤变化

  我没有意识到，我的身体在38岁时开始经历围绝经期症状。我感觉外星人夺走了我的躯体，并占据了它。我感到焦虑、记忆力减退、皮肤干燥瘙痒、潮热、烦躁、月经不调，而这仅仅是开始！我真真切切地感受到了失落、孤独，说实话，我要疯了！我妈妈62岁时去世，我是我的女性朋友中第一个经历"转变"的人。我感到很孤独，没有人可以倾诉。我在这个阶段特别紧张，我只想像以前那样快乐、正常而已。我最好的朋友让我在社交媒体上关注哈弗博士。哈弗博士给我提供了一些帮助我拯救自己的方法。我会永远感谢她！

——詹妮弗·H.

不可否认，皮肤会在更年期发生变化。这主要是因为更年期会加速皮肤中胶原蛋白、弹性蛋白和水分的流失，这三者结合会导致多种皮肤变化，包括皮肤敏感性升高。从围绝经期开始的雌激素水平下降也会导致皮肤血流量减少，从而导致伤口愈合能力较差，并可能使面部脂肪减少，从而改变面部轮廓。更年期可能发生的其他皮肤变化包括：

- 皮肤干燥；
- 皱纹增多/胶原蛋白流失；
- 伤口愈合受损/屏障功能障碍；
- 皮肤变薄；
- 皮肤瘙痒；
- 耳朵瘙痒（耳朵的皮肤似乎特别容易受到这些变化的影响，而且是较难治疗的部位）；
- 湿疹；
- 皮炎；
- 对衰老的感知增强。

更年期发生的胶原蛋白、弹性蛋白和水分的变化，各自以不同的方式促成我们在镜子中看到的变化。

胶原蛋白是皮肤中存在的一种蛋白质，决定了皮肤的强度和弹性。我们在绝经后的前 5 年内会失去近 1/3 的皮肤胶原蛋白，并且在接下来的 15 年中每年将继续失去 2% 的胶原蛋白。这种胶原蛋白的流失发生在更年期，与实际年龄无关。

弹性蛋白是一种保持皮肤弹性的蛋白质。更年期弹性蛋白的流失，会导致皱纹增多和明显的皮肤松弛。

水分流失对于皮肤作为屏障的有效性和预防皮肤干燥方面起着重要作用。在围绝经期，我们的皮肤细胞会保留水分，从而增强对外部刺激的抵抗力并保持皮肤润泽。然而，更年期后，我们开始出现所谓的经表皮失水（TEWL），这会削弱我们皮肤屏障的完整性并导致皮肤干燥。这两种变化都能造成皮肤更加敏感，容易出现瘙痒、干燥（皮肤极度干燥）、湿疹和皮炎等。遗憾的是，仅仅多喝水并不能抵消这种生物学上的水分流失。

应对皮肤变化的方法

作为身体中最大的器官，皮肤也会对使身体的其他部分发挥出最佳状态的健康保养做出反应，包括通过吃富含抗氧化物质的抗炎饮食来防止细胞损伤、通过锻炼来促进血液循环，以及不过度饮酒、不吸烟等。

保护皮肤免受阳光中紫外线的伤害也很重要，紫外线会导致皮肤损伤，加速衰老，并增加患皮肤癌的风险。正确的紫外线防护策略包括：

- 使用目前最有效的防晒霜，即含有氧化锌或二氧化钛的防晒霜。为使防晒霜有效，你应按照品牌说明建议的频率按时补涂；
- 穿着防紫外线的衣物；
- 避免日照最强的时段外出。

除了这些基本的皮肤健康和保护措施外，还有一些方法可能有助于改善更年期的皮肤健康。

药物选择

全身雌激素疗法已被证明能够减少皮肤水分流失，同时可能有助于减少皮炎和其他皮肤病的发生。雌激素疗法还被证明可以将皮肤胶原蛋白水平提高到绝经前的状态，并有助于增加皮肤的厚度，防止胶原蛋白进一步流失。开始激素替代疗法后的 3 个月内即可看到效果，而且无论雌激素的使用方式如何，胶原蛋白都有所增加。

一些研究表明，使用雌激素局部涂抹在臀部和腹部等部位可以增加弹性蛋白。目前，我正在使用外用雌三醇乳膏（需处方），并推荐给我的患者。然而，使用全身雌激素对于增加弹性蛋白水平没有什么帮助。

含有植物雌激素和选择性雌激素受体调节剂的护肤品市场也在不断发展，它们能够直接解决皮肤雌激素缺乏的问题。尽管这些产品显示出一定的潜力,但到本书出版时,还没有足够的研究足以为我推荐的这类护肤品提供支持。

产品/治疗

在绝经过渡期间及之后激素发生变化时,有几种产品可以帮助改善皮肤健康。我在这里列出了一些产品。我建议你在社交媒体上关注安东尼·尤恩博士,了解皮肤健康和保护领域的最新进展。

- 含有神经酰胺和透明质酸等成分的保湿霜有助于保持皮肤水分;
- 研究表明,使用 4′-乙酰氧基白藜芦醇和雌马酚有助于改善更年期皮肤的健康和外观。可在专柜购买;
- 其他研究表明,口服胶原蛋白肽可增加弹性蛋白(胶原蛋白的关键前体)的水平,并显著减少眼部皱纹(这是我在"Pause Life 胶原蛋白补充剂"配方中使用的胶原蛋白。我已经用了很多年了!);
- 外用维 A 酸、果酸和水杨酸可以改善肤质;
- 由皮肤科医生或医学美容护理机构提供的去角质、点阵激光、血管特异性激光和强脉冲光治疗可以达到特定的皮肤护理目标;
- 透明质酸填充剂和注射肉毒梭菌等毒素类药物可以暂时解决皱纹和组织容量缺失的问题;

- 射频和聚焦超声波治疗可刺激深层皮肤的胶原蛋白生成和组织重塑；
- 聚L-乳酸等胶原蛋白刺激剂可恢复皮肤底层结构，而改良透明质酸可增加特定面部区域的组织容量和提拉效果。

63. 睡眠呼吸暂停

　　我毫无活力，每天看着自己的小肚子、背部脂肪、腋下脂肪，忍受着脑雾、睡眠呼吸暂停、口呼吸和抑郁。这些症状在我40岁出头时逐渐开始显现，现在我快53岁了，仍然处于围绝经期。我很压抑，只希望能感觉好一点儿！

——塔米·F.

　　阻塞性睡眠呼吸暂停综合征是一种潜在的严重呼吸障碍，会在睡眠期间阻塞上呼吸道，导致呼吸困难或完全停止呼吸。它与心血管疾病、卒中、代谢紊乱的风险增加，以及学习、记忆和语言相关的神经认知功能下降有关。

　　传统观念认为，阻塞性睡眠呼吸暂停综合征是男性专属的疾病，但近期的研究揭示了更年期与阻塞性睡眠呼吸暂停综合征之间的联系。研究结果确定，更年期雌激素水平的下降会影响上呼吸道的肌肉，使睡眠期间气道塌陷的概率增加。这一领域的研究相对较新，且仍在发展中，因此我们对更年期与阻塞性睡眠呼吸暂停综合征之间关系的了解可能会随着时间的推移而改变。然而，提高人们对阻塞性睡眠呼吸暂停综合征与更年期女性之间存在关联的认识刻不容缓。阻塞性睡眠呼吸暂停综合征的诊断和治疗仍然存在着明显的性别差距，也许是因为女性所表现出的症状与男性有差异。比起常见于男性的大声打鼾或喘气，女性更容易出现白天嗜睡的情况，因此治疗师可能将其归咎于其他因素，例如抑郁，或者是……好吧，更年期。有打鼾症状的女性（由家人或伴侣告知）可能会羞于承认这种症状，尤其是如果声音很大的话。

事实是，鉴于阻塞性睡眠呼吸暂停综合征与重大健康风险有关，对阻塞性睡眠呼吸暂停综合征保持沉默是很危险的。如果发生白天慢性嗜睡、情绪变化、白天认知出现问题（例如注意力不集中）或整晚反复醒来，或者如果被告知打鼾或在睡眠期间出现不寻常的呼吸暂停，那么你应该考虑做一些阻塞性睡眠呼吸暂停综合征的相关检查。

应对睡眠呼吸暂停的方法

睡眠呼吸暂停的危险因素包括超重或肥胖、吸烟、饮酒、高血压、2 型糖尿病和高脂血症（高胆固醇）等。在更年期，肌肉的流失和腹部脂肪的增加也会导致阻塞性睡眠呼吸暂停综合征的风险增加。因此，那些可以在更年期支持你的整体健康的生活方式，同样可以降低患阻塞性睡眠呼吸暂停综合征的风险，你可以通过调整你的生活方式来改善，比如进行抗炎饮食和定期体育锻炼等。

希望有更多针对更年期和阻塞性睡眠呼吸暂停综合征之间的联系的研究，尽快找到新的方法来治疗这种严重的呼吸障碍。

药物选择

持续气道正压通气机是一种睡眠时佩戴的设备，能够将空气输送到气道中，防止阻塞。这种呼吸机持续使用可能有一点儿困难，但它是一种非常有效地减少睡眠呼吸暂停及相关风险和症状的方法。

口腔矫治器，即一种可以把下颌和舌头向前推的嘴部设备，有时用于辅助治疗阻塞性睡眠呼吸暂停综合征。从牙科医生处可以获得相关信息。

约 2005 年进行的研究发现，激素替代疗法能够减轻更年期女性睡眠呼吸障碍的严重程度。再次强调，我们需要在这一领域进行更多研究！

64. 睡眠障碍

我今年 48 岁。一年半以前，我开始出现盗汗和失眠的症状。接着是心悸、皮肤干燥、性交疼痛、性欲为零，我的头发也停止了生长。我的医生检查了我的促卵泡激素，但结果是正常的，因此说道："不，这不是更年期。试试西酞普兰①。"我感觉更糟了。我用了6个月的玛咖粉和其他补充剂，但没有感到任何改善。我的关节疼痛难以忍受，没有精力，时常感到疲劳，腹部脂肪逐渐堆积，每天至少要发生50次潮热。我终于受够了，告诉医生我想要使用激素疗法。在服用雌二醇和孕酮两周后，我的潮热停止了，睡眠变得安稳了，心悸也消失了。我不敢相信自己竟然没有早点儿使用激素。现在的我对未来充满期待。

——谢里·D.

睡眠障碍往往在绝经过渡期间变得更加普遍和明显，有多种因素可导致这一结果，包括自然衰老；心理问题，如焦虑和抑郁等的发生率增加；已经存在的可能扰乱睡眠的病症，如阻塞性睡眠呼吸暂停综合征等；盗汗等更年期相关症状。这些因素可能单独或共同导致失眠，失眠是公认的破坏生活质量的一大因素，也是更年期女性最常见的睡眠障碍之一。根据美国精神病学协会的定义，失眠症被定义为在至少3个月内每周至少出现3次睡眠障碍，并且伴有忧虑或白天身体机能受损。睡眠障碍可能包括入睡困难、无法进行恢复性睡眠以及难以保持睡眠状态。

一项使用美国国民健康访问调查数据的研究发现，睡眠障碍往往会因更年期阶段不同而出现差异：围绝经期女性更有可能

---

① Celexa，一种抗抑郁药物。——译者注

每晚睡眠少于 7 个小时，并报告睡眠质量较差，而绝经后女性更有可能出现难以入睡和保持睡眠状态的情况。

女性在更年期失眠的四大可能原因是：

1. 更年期相关失眠：常与潮热、盗汗等血管舒缩症状有关，此类失眠常被漏诊或误诊。

2. 原发性失眠：这是一种心理生理性失眠，可能与焦虑和不良睡眠习惯等因素有关。

3. 继发性失眠：与潜在的睡眠障碍、心理疾病、健康疾病或衰老有关。

4. 行为、环境或社会心理因素引起的失眠：这些因素包括生活方式选择、压力和环境条件。

应对睡眠障碍的方法

大多数情况下，改善睡眠质量和持续时长需要采取多方面的策略，而且要考虑到深层次的根本原因。我们可以通过创建规律的睡眠时间表、确保睡眠环境舒适（合适的温度、无干扰照明、舒适的枕头等），以及在睡前两个小时或以上避免使用蓝光设备（手机、平板电脑、LED 电视屏幕等）来改善睡眠卫生，这是一个不错的起点。我知道最后一个听起来很困难，但你可以把它当作一个实验，试着在睡觉前把电视节目或没完没了地盯着手机屏幕换成桌游、阅读纸质书或睡前聊天，看看是否会有所改善。

治疗选择

改善睡眠质量有多种疗法可供选择。对于每种治疗方案，最好咨询睡眠医学专家或睡眠治疗师。这些治疗方案包括：

- 失眠认知行为治疗：这种谈话疗法可以帮助识别和改变可能导致睡眠障碍的消极想法和行为。
- 刺激控制疗法：这种疗法的重点是限制床上的活动，仅把床作为睡眠和性行为的场所，使你的床和睡眠之间建立牢固的联系。
- 放松疗法：渐进式肌肉放松和深呼吸练习等技巧可以帮助缓解焦虑并促进睡前放松。
- 睡眠限制疗法：这种方法对躺在床上的时间加以限制，以提高睡眠效率并巩固睡眠。

补充剂

一些女性报告说，补充镁使她们的睡眠得到了改善，特别是 L-苏糖酸镁。补充这种类型的镁可以带来更好的睡眠质量和减少夜间"思绪"。然而，需要记住的是，补充剂不受监管，因此产品的质量和纯度可能会有所不同。

药物选择

一些治疗睡眠障碍的药物治疗可能有效，但请务必与医生讨论可能存在的副作用和禁忌证，并始终在专业的指导下使用。

许多用于改善更年期睡眠质量的药物都是以改善潮热为目标的，因为它会严重干扰睡眠。这些药物包括：

- 激素替代疗法：虽然激素替代疗法不适合治疗原发性失眠，但可有效减轻夜间血管舒缩症状；
- 选择性血清素再摄取抑制剂：艾司西酞普兰和帕罗西汀；
- 血清素-去甲肾上腺素再摄取抑制剂：文拉法辛；
- γ-氨基丁酸制剂：加巴喷丁。

其他药物治疗可能解决睡眠障碍的不同方面：

- 褪黑素受体激动剂：雷美替胺是一种褪黑素受体激动剂，可用于入睡困难。
- 食欲素受体拮抗剂：苏沃雷生是一种新药，可减少睡眠中断，可能有助于治疗入睡困难一类的失眠。

65. 颞下颌疾病

在围绝经期，我开始遭受颞下颌关节的严重困扰。我也开始出现耳鸣，而且一直没有停止过。我在晚上会佩戴一个小的护齿器，以防下巴紧绷，但它似乎没什么帮助。这种情况已经持续大约 8 年。我的耳鸣则是 365 天无时无刻不在，始终没有停过，有时会格外刺耳。

——莫林·D.

你有两个颞下颌关节，它们共同将下颌连接到头骨，让下颌能够运动，进行进食、说话等活动。当颞下颌关节紊乱发生时，参与这些运动的关节、肌肉、骨骼和神经可能会受到刺激，导致严重疼痛、头痛、牙痛和说话困难等症状。颞下颌关节紊乱也可能由下巴脱臼或下颌骨质流失引起。女性患慢性颞下颌关节紊乱的可能性是男性的3倍，慢性颞下颌关节紊乱的定义是经历至少6个月的下颌疼痛。

事实上，患有颞下颌关节紊乱的女性人数比男性多得多，这一事实促使研究人员对这类疾病和激素之间的联系进行了研究。结果表明，颞下颌关节紊乱的发病率在45~64岁达到高峰，这与更年期相关的激素水平下降相吻合。众所周知，雌激素的丧失会导致促炎症蛋白质（例如细胞因子）增加，从而引发颞下颌关节紊乱并加速其进展。另一项对比更年期女性颞下颌关节紊乱的患病率和严重程度的研究发现，颞下颌关节紊乱在更年期女性中更为常见。

治疗颞下颌关节紊乱的方法

如果你有颞下颌关节紊乱症状，例如经常头痛、牙痛、说话困难或下巴发出疼痛的咔嗒声或爆裂声，则需要去看牙医来寻求治疗方案。医生可能建议采取多种策略，包括布洛芬等抗炎药物、肉毒梭菌注射、肌肉松弛药、外用药膏和针灸等。

药物选择

激素替代疗法已被证明对颞下颌关节紊乱的进展有一定的影响，这意味着它可能有助于减缓该疾病的发展。鉴于我们对激素替代疗法在恢复骨密度方面的作用的了解，激素替代疗法可能对因颌骨骨质流失引起的颞下颌关节紊乱特别有效。

研究人员还在探索可能参与控制颞下颌关节紊乱疼痛的不同雌激素信号通路。选择性雌激素受体调节剂可与雌激素受体结合，帮助"开启"或"关闭"雌激素受体，它可能是一种潜在的治疗颞下颌疾病的有效药物。

66. 脱发，见雄激素诱发病症

67. 皮肤变薄，见皮肤变化

68. 四肢针刺感，见周身蚁走感

69. 耳鸣

我是一位 55 岁的女性，一对 19 岁双胞胎孩子的妈妈，体重理想，身体健康。我是一名注册营养师，健康饮食和锻炼是我日常生活计划的一部分。我想说，我大约 51 岁时就正式进入更年期了。我的更年期主要症状是潮热！绝对算得上严重了。我的妇科医生问我是否每天会发生 5 次以上潮热,太可笑了!简直多到数不过来。几年的时间里,我被潮热和其他症状困扰。我以为可以通过健康的生活方式来应对。大错特错!纯属浪费时间!最终,我去看了更年期妇科医生,开始使用雌二醇贴片和孕酮,效果很不错!后来我还出现了更年期症状——眩晕和耳鸣!但当时我并没有把它们联系到一起,我的医生也没有。我甚至预约了耳鼻喉科的医生。他从未觉得更年期是造成我的问题的原因之一。他以为我的耳鸣是因为我去听了一场音乐会并坐在前排。我的眩晕从未得到解释。然而,那一年晚些时候,当我开始激素替代疗法后,这些症状大大减轻了!我很高兴一切变得不同!

——黛比·H.

耳鸣是一种听觉疾病,会在耳朵中产生鸣响、嗡嗡声或嘶嘶声的感觉。这种幻象噪声小则惹人烦躁,大到极度痛苦,影响生活质量。虽然耳鸣可能由多种因素引起,例如听力损失、噪声暴露、药物和心理压力等,但近期的研究揭示了耳鸣与更年期之间存在的潜在联系,据报道22%的更年期女性曾出现过耳鸣。

多项研究表明,生殖激素可能在耳鸣的发生过程中发挥作用。这并不完全让人意外,因为更年期雌激素水平下降与听力损失有关,所以我们知道它在听觉功能中发挥着作用。雌激素影响流入耳朵的血流,可减少耳蜗炎症和对听觉通路至关重要的神经元的损伤。当更年期雌激素水平下降时,耳鸣和听力损失等问题就变得更加常见了。不幸的是，我们还需要更多的研究，才能明确雌激素对这些听觉变化的确切贡献。

应对耳鸣的方法

耳鸣可能是一种非常烦人和具有破坏性的病症。我希望随着时间的推移，我们可以更多地了解耳鸣与更年期之间的关系，以便开发出更有针对性和更有效的治疗方法。如果在更年期遇到耳鸣问题，请务必与医生进行讨论或咨询听力方面的专家，寻求可以缓解症状的治疗或方案。

药物选择

一项研究发现，激素替代疗法的使用者与非使用者相比，发生耳鸣的风险降低50.5%。这一结果表明激素替代疗法可能在控制和预防耳鸣方面有疗效，但我们需要更多的证据来证实其有效性。

70. 颞下颌关节紊乱综合征，见颞下颌疾病

71. 多毛症（面部胡须），见雄激素诱发病症

72. 尿路感染，见绝经泌尿生殖综合征

73. 阴道干燥，见绝经泌尿生殖综合征

74. 眩晕

我52岁了，一直都很顺利，生活很美满。然而自2018

年以来，我的经期始终不稳定，我开始严重脱发，对一切都感到焦虑，睡眠质量差，极度疲劳等。这一时期，我经常失去耐心。快进到2022年，伴随着脱发、焦虑、体重增加（尽管饮食更健康了）、睡眠不足，如果再加上心悸是不是就完美了？由于我当时对围绝经期和更年期一无所知，我跑去急诊室，佩戴72个小时的监测仪，医生告诉我没什么问题，并且没有给出任何解释。2022年8月，我的经期持续了12天，潮热和发冷也开始出现，而且来得又快又猛。2023年9月，我感到眩晕，而且至今仍然每天都在头晕。我了解到了加尔维斯顿饮食计划，并且进行了尝试，潮热和发冷的症状逐渐消退了，我的睡眠也好多了，但头晕仍在持续。

——阿莱娜·H.

眩晕，包括良性阵发性位置性眩晕，表现为突然出现的头晕或旋转感，通常由特定的头部活动引发。这些症状可能会让人迷失方向并且带来痛苦，影响人的平衡感和空间定向。女性良性阵发性位置性眩晕的患病率要明显高于男性，临床经验表明更年期可能是一个影响因素。这是因为激素波动会影响到内耳，而内耳负责维持平衡感和空间定向。更年期还可能通过以下影响造成眩晕：

- 耳石移位：在内耳中，有一种叫作耳石的微小钙晶体在平衡中发挥着至关重要的作用。更年期的激素波动会影响内耳的稳定性，导致这些钙晶体移位并引发良性阵发性位置性眩晕。
- 耳石代谢：更年期雌激素水平的下降会损害耳石的代谢，使这种决定平衡感和定向感的钙晶体减少。
- 内耳液体的黏稠度和体积：更年期相关的激素变化会改变内耳液体的黏稠度和体积。这些变化会破坏微妙的平衡机制，进一步导致眩晕症状的产生。

由于并非所有女性在更年期都会出现良性阵发性位置性眩晕，因此很明显，激素变化并不是导致这种症状的唯一因素。年龄、遗传和生活方式等也会影响眩晕的发生。最近的研究还表明，良性阵发性位置性眩晕和骨密度之间可能存在着联系。研究发现，良性阵发性位置性眩晕患者（无论女性还是男性）的骨密度与对照组相比较低。目前尚不清楚两者之间有何联系，但它引起了人们对良性阵发性位置性眩晕对骨骼健康潜在影响的担忧。它还明确指出，对于眩晕患者，应定期严格监测骨密度。

应对眩晕的方法

研究表明，维生素D水平下降可能导致良性阵发性位置性眩晕的发生，而单独补充维生素D或同时补充钙和维生素D可以减少良性阵发性位置性眩晕患者的复发。

研究还发现，激素替代疗法在降低更年期女性眩晕发生率的方面优于安慰剂。这可能是因为替代雌激素可能有助于纠正耳石代谢，恢复内耳稳定性和平衡所需的耳石数量。

结合激素替代疗法和维生素D管理可能是预防患有良性阵发性位置性眩晕的围绝经期女性眩晕复发的更有效策略。

Epley手法复位作为最著名的耳石复位术，是一种用于帮助良性阵发性位置性眩晕患者的治疗方法，主要通过做出特定的头部动作来缓解头晕的感觉。这个动作可以帮助你把耳朵里的钙晶体放回原来的位置，这有助于恢复方向感，减轻头晕的感觉。需要注意的是，这种方法不适用于其他类型的头晕。你需要向医生咨询你是否适合接受这种治疗。

75. 体重增加，见身体成分变化/腹部脂肪堆积
76. 皱纹增加，见皮肤变化

我真心希望这个"工具包"能够对你有所帮助，而且希望你把这些资源分享给其他人。在未来，随着对更年期的认识和理解的不断扩展，我们希望能够增加更多的症状和解决方法。你可以向公众分享自己的经历，成为扩展更年期认知的一员，让我们一起继续倡导更年期正常化，消除更年期污名化。

附录 A
关于使用激素替代疗法的更新声明和统计数据

也许你会发现，下次就诊时携带以下有关使用激素替代疗法的最新正式声明会对你有所帮助。你可以本着合作的精神向医生提供这些资料，你可以这样说："这里有一些来源可靠的关于更年期女性使用激素替代疗法的信息。我希望我们能够共同努力，针对我的症状确定最合适的治疗方案。"

2022年，北美更年期协会发布了关于激素疗法的最新观点，《北美更年期协会2022年激素疗法立场声明》的共识是，对于60岁以下且绝经10年以内的健康女性来说，激素疗法的益处大于风险。此次更新是对他们之前观点的重大改变，之前仅建议针对严重症状使用激素替代疗法，并尽可能使用最低剂量和缩短疗程。

2020年，美国心脏协会发表了《绝经过渡期与心血管疾病风险：早期预防时机的影响——美国心脏协会的科学声明》。这一声明承认绝经过渡期带来的心血管风险迅速升高，并强调了早期干预策略对于降低这种风险的重要性。研究结果指出，接受激素疗法以及全面进行营养结构和生活方式调整的患者患心血管疾病的风险较低，因疾病出现不良后果的可能性也较小。

美国食品和药物管理局已批准激素替代疗法用于治疗与更年期相关的4种病症：

1. 血管舒缩症状：包括潮热、盗汗、心悸和睡眠障碍等；
2. 骨质流失：包括骨骼弱化和骨质疏松；
3. 早发性雌激素低下（雌激素缺乏）：由于手术［如卵巢切除术（伴有或不伴有子宫切除术）、放射治疗或化疗］导致的绝经或过早绝经所致；
4. 绝经泌尿生殖综合征：包括尿频、排尿时烧灼感、反复尿路感染、阴道干燥、性交疼痛等。

此外，研究表明，激素疗法可以帮助改善和缓解与以下病症相关的症状：

- 肌少症（肌肉量减少）：与衰老、雌激素分泌减少和更年期过渡相关的肌少症；
- 认知症状：在子宫切除和双侧卵巢切除后立即开始雌激素

疗法可能会带来一些认知益处；
- 皮肤和头发症状：包括脱发和皮肤变薄、瘀青增多以及皮肤失去弹性等；
- 关节疼痛：参与多项研究的女性报告称，与安慰剂相比，使用激素疗法后关节疼痛或僵硬有所减轻；
- 糖尿病：虽然美国食品和药物管理局尚未批准激素替代疗法用于治疗2型糖尿病，但在既往患有2型糖尿病的健康女性中，激素替代疗法用于治疗更年期相关症状时可能会改善血糖控制；
- 抑郁：虽然美国食品和药物管理局未批准激素疗法用于治疗抑郁，但它可以补充中老年女性治疗更年期相关症状时抗抑郁药的临床反应。

附录B
更年期相关症状评分表（格林量表）

除了上面更新的激素替代疗法的信息外，就诊时你可能还需要带上这份格林量表。

对每种症状进行评分，1分表示轻度，2分表示中度，3分表示严重，0分表示没有所描述的症状。

通常，得分15分或以上表明这些症状可能是由雌激素缺乏导致，作为医生，这意味着我们需要立即开始讨论治疗方案。通常，有症状女性的得分通常为20~50分，通过量身定制适当的治疗方案，你的理想得分应在3~6个月内降至10分或以下。

症状	评分
潮热	———
眩晕	———
头痛	———

(续表)

症状	评分
烦躁易怒	———
抑郁	———
感觉受到冷落	———
焦虑	———
情绪变化	———
失眠	———
疲劳	———
背部疼痛	———
关节痛	———
肌肉疼痛	———
多毛症	———
皮肤干燥	———
周身蚁走感	———
性欲减退	———
阴道干燥	———
性交疼痛	———
尿频	———
总计	———

* 改编自：Greene JG. Constructing a standard climacteric standard. *Maturitas*, 1998, 29:25-31.

附录 C
更年期症状日记

如果你的健康状况发生明显变化,我强烈建议你开始记录症状日记。请在下面的空白处记下任何新增的疼痛、疲劳加剧、胃肠道问题、头发或皮肤的变化、体重增加或减少、心理健康或记忆力问题等。尽可能做到详细记录——你的医生肯定想知道你的这些症状持续了多久,以及症状是否变得更加严重或有所减轻。如果你不喜欢用纸和笔,请把这类笔记保存在手机里的应用程序中!

日期 | 症状

致　谢

在此，我想表达我对撰写本书的这段不可思议的旅程的感激之情，在这个过程中发挥了关键作用的人们对我坚定不移的支持和启发让我感到了自身的渺小。

我最深切的感谢要赠予我的家人，他们是我在整本书的撰写过程中的支柱。致我的丈夫克里斯托弗·哈弗；我的孩子们，凯瑟琳·哈弗是我的月亮和星星，玛德琳·哈弗是我的太阳；我的妹妹莉亚·林恩·帕斯特，你们的鼓励、宝贵见解，以及对我能力的坚定信念始终是完成这本书背后的驱动力。

同时，我也要纪念我在天堂的兄弟们——杰普、鲍勃和裘德·帕斯特——他们的英年早逝令人心碎，但也不断提醒我为什么走上这条道路，并帮助我坚持到底。

献给我天堂中的父亲，帕特里克·J.帕斯特——一生幸福美满，被爱包围。献给我的母亲，玛丽·玛格丽特·兰德里·帕斯特——她从难以想象的灾难中坚持了下来，这将永远激励着我。

特别感谢格雷琴·李在撰写本书的过程中付出的巨大努力，是你的洞察力和友谊把我枯燥的科学散文变成了一篇连贯的故事，充满了幽默、智慧和爱。

致我的经纪人希瑟·杰克逊——感谢你在我创作两本书的过程中一直支持我，感谢你一直做我的参谋，最重要的是，感谢你是我的好朋友。

我也要感谢编辑玛妮·科克伦和Harmony Rodale公司的杰出团队，尤其是乔纳森·宋，感谢他们对本书的塑造和支持。

衷心感谢我的"Pause Life"网站的团队：无与伦比的珍·皮尔森，没有她，我辛勤付出的劳动将默默无闻；杰米·哈德利完美地管理我的时间和我遇到的每一个机会；玛格丽特·沃尔什代表了我们公司的灵魂；还有组织发展能力首屈一指的道恩·德罗戈施；凯西·尚帕涅的奉献精神、幽默感和辛勤工作激励了我们所有人，也激励了加比·安德森、扎克·托特、杰基·谢珀、克里斯汀·刘易斯、维多利亚·托马斯和莎拉·约瑟夫，因为凯西让整个团队完美运转，还整理了无数的社交媒体消息和电子邮件、数十万学生参加我们项目的资料、每月数千份产品订单，这些都使我能够保持理智，以便有时间进行研究和写作。

衷心感谢唐娜·盖特利。感谢你在我需要时直言不讳，并让我对重要的事情负责。没有你，我不可能完成这些。

感谢玛丽·克莱尔健康诊所的整个团队——琼·莫斯、史黛西·洛德、席亚拉·马迪根、肯尼迪·哈灵顿和玛丽·特纳——感谢你们对我们患者的奉献和持续的合作。

我还要感谢社交媒体"Meno-verse"中的同行们，他们是一群才华横溢、干劲十足、志同道合的专业人士，其中包括：莎朗·马龙博士、凯利·卡斯帕森博士、科琳梅恩博士、Estrogen Matters团队的阿夫鲁姆·布卢明博士、苏珊·吉尔伯格-伦茨博士、艾丽西亚·杰克逊博士、特玛森·法道、艾丽莎·威尔克曼、希瑟·赫什博士、莉萨·莫斯科尼博士、芳达·怀特博士、加布里埃尔·里昂博士、艾丽西亚·杰克逊、安妮·富伦维德和莫妮卡·莫伦纳。你们愿意分享自己的想法，对彼此的成绩诚心祝贺，这对我来说十分宝贵。

感谢我在加尔维斯顿岛的小分队——海蒂·西格尔、卡拉·科扎、帕梅拉·加布里埃尔、艾米丽·鲁特、艾丽卡·凯利博士、丽莎·法默博士、斯蒂芬妮·瓦苏特、勒·伯金、蒂什·梅弗德、艾米·盖多和佩奇·库克——感谢你们坚定不移的友谊，感谢你们的孩子让我的世界变得更美好，感谢你们给我的欢笑，感谢你们在我流泪时给我的拥抱。

特别感谢我的表亲（实际上胜似亲姐妹）玛拉·福勒、莉泽特·汤普森和杰里尔·克里利克，感谢你们永无休止的爱和支持。

我还要向莎伦·麦克劳斯基医生、凯特·怀特医生、贝琳达·施沃特纳医生、拉塞尔·斯奈德医生、黛布·米勒德医生、珍·阿什顿医生、娜奥米·沃茨、阿尼·哈吉尼安、艾米·格里芬、布琳·布朗、安东尼·扬医生、斯蒂芬妮·哈弗·卡斯克斯和

328　　更年期，怎么办？

罗斯和玛丽·哈弗表示最深切的感谢，感谢你们在我创作的旅程中所做的贡献和影响。

最后，对于所有在社交媒体上关注并与我互动的人：你们对更年期问题的见解和指导的追求帮助我成为一名更好的医生和教育者，感谢你们对我的信任。感谢你们激发了我对研究的热情并推动我去追寻答案，并最终成为这本书中不可或缺的一部分。这本书为你们而写。

部分参考文献

第 1 章

Chen EH, Shofer FS, Dean AJ, et al. Gender disparity in analgesic treatment of emergency department patients with acute abdominal pain. *Academic Emergency Medicine*. 2008;15(5):414-418. doi: 10.1111/j.1553-2712.2008.00100.x.

Christianson MS, Ducie JA, Altman K, Khafagy AM, Shen W. Menopause education: needs assessment of American obstetrics and gynecology residents. *Menopause*. 2013;20(11):1120-1125. doi: 10.1097/GME.0b013e31828ced7f.

Dorr B. Contributor: in the misdiagnosis of menopause, what needs to change? AJMC.com. September 14, 2022. https://www.ajmc.com/view/contributor-in-the-misdiagnosis-of-menopause-what-needs-to-change-. Accessed November 20, 2023.

Eyster KM. The estrogen receptors: an overview from different perspectives. *Methods in Molecular Biology*. 2016;1366:1-10. doi: 10.1007/978-1-4939-3127-9_1.

Farquhar CM, Sadler L, Harvey SA, Stewart AW. The association of hysterectomy and menopause: a prospective cohort study. *BJOG: An International Journal of Obstetrics and Gynaecology*. 2005;112(7):956-962. doi: 10.1111/j.1471-0528.2005.00696.x.

Hill K. The demography of menopause. *Maturitas*. 1996;23(2):113-127. doi: 10.1016/0378-5122(95)00968-x.

Kling JM, MacLaughlin KL, Schnatz PF, et al. Menopause management knowledge in postgraduate family medicine, internal medicine, and obstetrics and gynecology residents: a cross-sectional survey. *Mayo Clinic Proceedings*. 2019;94(2):242-253. doi: 10.1016/j.mayocp.2018.08.033.

Lee P, Le Saux M, Siegel R, et al. Racial and ethnic disparities in the management of acute pain in US emergency departments: meta-analysis and systematic review. *American Journal of Emergency Medicine*. 2019;37(9):1770-1777. doi: 10.1016/j.ajem.2019.06.014.

O'Neill S, Eden J. The pathophysiology of menopausal symptoms. *Obstetrics, Gynecology and Reproductive Medicine*. 2017; 27(10):303-310. doi: 10.1016/j.ogrm.2017.07.002.

Richardson MK, Coslov N, Woods NF. Seeking health care for perimenopausal symptoms: observations from the Women Living Better Survey. *Journal of Women's Health* (Larchmont). 2023;32(4):434-444. doi: 10.1089/jwh.2022.0230.

Samulowitz A, Gremyr I, Eriksson E, Hensing H. "Brave men" and "emotional women": a theory-guided literature review on gender bias in health care and gendered norms towards patients with chronic pain. *Pain Research and Management.* 2018;2018:6358624. doi: 10.1155/2018/6358624.

Shetty SA, Chandini S, Fernandes SL, Safeekh AT. Hysteria: a historical perspective. *Archives of Medicine and Health Sciences.* 2020;8(2):312-315. doi: 10.4103/amhs.amhs_220_20.

Sözen T, Özışık L, Başaran NÇ. An overview and management of osteoporosis. *European Journal of Rheumatology.* 2017;4(1):46-56. doi: 10.5152/eurjrheum.2016.048.

Tasca C, Rapetti M, Carta MG, Fadda B. Women and hysteria in the history of mental health. *Clinical Practice and Epidemiology in Mental Health.* 2012;8:110-119. doi: 10.2174/1745017901208010110.

Watkins A. Reevaluating the grandmother hypothesis. *History and Philosophy of the Life Sciences.* 2021;43:103. doi: 10.1007/s40656-021-00455-x.

Wolff J. "Doctors don't know how to treat menopause symptoms." *AARP magazine.* July 20, 2018. https://www.aarp.org/health/conditions-treatments/info-2018/menopause-symptoms-doctors-relief-treatment.html. Accessed November 20, 2023.

第 2 章

Cagnacci A, Venier M. The controversial history of hormone replacement therapy. *Medicina* (Kaunas). 2019;55(9):602. doi: 10.3390/medicina55090602.

Hersh AL, Stefanick ML, Stafford RS. National use of postmenopausal hormone therapy: annual trends and response to recent evidence. *JAMA.* 2004;291(1):47-53. doi: 10.1001/jama.291.1.47.

Kohn GE, Rodriguez KM, Hotaling J, Pastuszak AW. The history of estrogen therapy. *Sexual Medicine Reviews.* 2019;7(3):416-421. doi: 10.1016/j.sxmr.2019.03.006.

Pollycove R, Naftolin F, Simon JA. The evolutionary origin and significance of menopause. *Menopause.* 2011;18(3):336-342. doi: 10.1097/gme.0b013e3181ed957a.

Singh A, Kaur S, Walia I. A historical perspective on menopause and menopausal age. *Bulletin of the Indian Institute of History of Medicine Hyderabad.* 2002;32(2):121-135.

Smith DC, Prentice R, Thompson DJ, Herrmann WL. Association of exogenous estrogen and endometrial carcinoma. *New England Journal of Medicine.* 1975;293(23):1164-1167. doi: 10.1056/NEJM197512042932302.

Smith K. Women's health research lacks funding—in a series of charts. *Nature.* 2023;617(7959):28-29. doi: 10.1038/d41586-023-01475-2.

Stefanick ML. Estrogens and progestins: background and history, trends in use, and guidelines and regimens approved by the US Food and Drug Administration. *American Journal of Medicine.* 2005;118(suppl 12B):64-73. doi: 10.1016/j.amjmed.2005.09.059.

Woods J, Warner E. The history of estrogen. *menoPAUSE* blog. February 2016. Obstetrics and Gynecology, University of Rochester Medical Center. https://www.urmc.rochester.edu/ob-gyn/ur-medicine-menopause-and-womens-health/menopause-blog/february-2016/the-history-of-estrogen.aspx. Accessed November 2, 2023.

Wren B. The history and politics of menopause. In: Panay N, Briggs P, Kovacs G, eds. *Managing the Menopause: 21st Century Solutions.* Cambridge: Cambridge University Press; 2015:20-28. doi: 10.1017/CBO9781316091821.005.

第 3 章

American College of Obstetricians and Gynecologists. Hormone therapy and heart disease. Committee Opinion No. 565. *Obstetrics and Gynecology*. 2013;121:1407-1410.

Brown S. Shock, terror and controversy: how the media reacted to the Women's Health Initiative. *Climacteric*. 2012;15(3):275-280. doi: 10.3109/13697137.2012.660048.

El Khoudary SR, Aggarwal B, Beckie TM, et al. Menopause transition and cardiovascular disease risk: implications for timing of early prevention: a scientific statement from the American Heart Association. *Circulation*. 2020;142(25):e506-e532. doi: 10.1161/CIR.0000000000000912.

Hodis HN, Mack WJ. Menopausal hormone replacement therapy and reduction of all-cause mortality and cardiovascular disease: it is about time and timing. *Cancer Journal*. 2022;28(3):208-223. doi: 10.1097/PPO.0000000000000591.

Hodis HN, Mack WJ, Henderson VW, et al. Vascular effects of early versus late postmenopausal treatment with estradiol. *New England Journal of Medicine*. 2016;374(13):1221-1231. doi: 10.1056/NEJMoa1505241.

MacLennan AH. HRT: a reappraisal of the risks and benefits. *Medical Journal of Australia*. 2007;186(12):643-646. doi: 10.5694/j.1326-5377.2007.tb01084.x.

Manson JE, Chlebowski RT, Stefanick ML, et al. Menopausal hormone therapy and health outcomes during the intervention and extended poststopping phases of the Women's Health Initiative randomized trials. *JAMA*. 2013;310(13):1353-1368. doi: 10.1001/jama.2013.278040.

North American Menopause Society. Advisory Panel. The 2022 hormone therapy position statement of the North American Menopause Society. *Menopause*. 2022;29(7):767-794. doi: 10.1097/GME.0000000000002028.

Sarrel PM, Njike VY, Vinante V, Katz DL. The mortality toll of estrogen avoidance: an analysis of excess deaths among hysterectomized women aged 50 to 59 years. *American Journal of Public Health*. 2013;103(9):1583-1588. doi: 10.2105/AJPH.2013.301295.

Stefanick ML, Anderson GL, Margolis KL, et al. Effects of conjugated equine estrogens on breast cancer and mammography screening in postmenopausal women with hysterectomy. *JAMA*. 2006;295(14):1647-1657. doi: 10.1001/jama.295.14.1647.

Sturmberg JP, Pond DC. Impacts on clinical decision making: changing hormone therapy management after the WHI. *Australian Family Physician*. 2009;38(4):249-251, 253-255. PMID: 19350076.

Writing Group for the Women's Health Initiative Investigators. Risks and benefits of estrogen plus progestin in healthy postmenopausal women: principal results from the Women's Health Initiative Randomized Controlled Trial. *JAMA*. 2002;288(3):321-333. doi: 10.1001/jama.288.3.321.

Xiangyan R, Mueck AO. Optimizing menopausal hormone therapy: for treatment and prevention, menstrual regulation, and reduction of possible risks. *Global Health Journal*. 2022;6(2):61-69. doi: 10.1016/j.glohj.2022.03.003.

第 4 章

Burden L. Menopause symptoms: women are leaving workforce for little-talked-about reason. Bloomberg.com. June 18, 2021. https://www.bloomberg.com/news/articles/2021-06-18/women-are-leaving-the-workforce-for-a-little-talked-about-reason?embedded-checkout=true. Accessed November 20, 2023.

Castrillon C. Why it's time to address menopause in the workplace. *Forbes*. March 22, 2023. https://www.forbes.com/sites/carolinecastrillon/2023/03/22/why-its-time-to-address-menopause-in-the-workplace/?sh=32d717a11f72&utm_source=newsletter&utm_medium=email&utm_campaign=forbeswomen&cdl-cid=5fdca243b52f2e83d719194b. Accessed November 20, 2023.

H.R.8774. 117th Congress (2021-2022): Menopause Research Act of 2022. Accessed November 2, 2023. https://www.congress.gov/bill/117th-congress/house-bill/8774?s=1&r=13.

Landi H. Menopause care is still a largely untapped market. Here's why investors and startups should dive in. Fierce Healthcare. June 28, 2023. https://www.fiercehealthcare.com/health-tech/menopause-care-market-remains-largely-untapped-heres-why-investors-and-startups-should. Accessed December 2, 2023.

Landry DA, Yakubovich E, Cook DP, Fasih S, Upham J, Vanderhyden BC. Metformin prevents age-associated ovarian fibrosis by modulating the immune landscape in female mice. *Science Advances*. 2022;8(35):eabq1475. doi: 10.1126/sciadv.abq1475.

Mosconi L, Berti V, Quinn C, et al. Sex differences in Alzheimer risk: brain imaging of endocrine vs chronologic aging. *Neurology*. 2017;89(13):1382-1390. doi: 10.1212/WNL.0000000000004425.

Robinton D. Funding women's health research can impact the economy by

$150 billion. Fast Company. March 21, 2023. https://www.fastcompany.com/90868245/global-economic-impact-of-ignoring-this-aspect-of-womens-health-is-150-billion-we-can-do-better. Accessed November 20, 2023.

Saleh RNM, Hornberger M, Ritchie CW, Minihane AM. Hormone replacement therapy is associated with improved cognition and larger brain volumes in at-risk APOE4 women: results from the European Prevention of Alzheimer's Disease (EPAD) cohort. *Alzheimer's Research and Therapy*. 2023;15(1):10. doi: 10.1186/s13195-022-01121-5.

A study of menopause in the workplace. *Health Hub* blog. February 19, 2019. Forth. https://www.forthwithlife.co.uk/blog/menopause-in-the-workplace/. Accessed November 20, 2023.

Tang WY, Grothe D, Keshishian A, Morgenstern D, Haider S. Pharmacoeconomic and associated cost savings among women who were prescribed systemic conjugated estrogens therapy compared with those without menopausal therapy. *Menopause*. 2018;25(5):493-499. doi: 10.1097/GME.0000000000001028.

Temkin SM, Barr E, Moore H, Caviston JP, Regensteiner JG, Clayton JA. Chronic conditions in women: the development of a National Institutes of Health framework. *BMC Women's Health*. 2023;23(1):162. doi: 10.1186/s12905-023-02319-x.

Women's health: end the disparity in funding. *Nature*. 2023;617(8). doi: 10.1038/d41586-023-01472-5.

第 5 章

Avis NE, Crawford SL, Greendale G, et al. Duration of menopausal vasomotor symptoms over the menopause transition. *JAMA Internal Medicine*. 2015;175(4):531-539. doi: 10.1001/jamainternmed.2014.8063.

Bae H, Lunetta KL, Murabito JM, et al. Genetic associations with age of menopause in familial longevity. *Menopause*. 2019;26(10):1204-1212. doi: 10.1097/GME.0000000000001367.

Colditz GA, Willett WC, Stampfer MJ, Rosner B, Speizer FE, Hennekens CH. Menopause and the risk of coronary heart disease in women. *New England Journal of Medicine*. 1987;316(18):1105-10. doi: 10.1056/NEJM198704303161801.

Common misdiagnoses. The Menopause Charity. October 21, 2021. https://www.themenopausecharity.org/2021/10/21/common-misdiagnoses/. Accessed November 20, 2023.

Delamater L, Santoro N. Management of the perimenopause. *Clinical Obstetrics and Gynecology*. 2018;61(3):419-432. doi: 10.1097/GRF.0000000000000389.

Ebong IA, Wilson MD, Appiah D, et al. Relationship between age at menopause, obesity, and incident heart failure: the Atherosclerosis Risk in Communities study. *Journal of the American Heart Association*. 2022;11(8):e024461. doi: 10.1161/JAHA.121.024461.

Farquhar CM, Sadler L, Harvey SA, Stewart AW. The association of hysterectomy and menopause: a prospective cohort study. *BJOG: An International Journal of Obstetrics and Gynaecology*. 2005;112(7):956-962. doi: 10.1111/j.1471-0528.2005.00696.x.

Faubion SS, Kuhle CL, Shuster LT, Rocca WA. Long-term health consequences of premature or early menopause and considerations for management. *Climacteric*. 2015;18(4):483-491. doi: 10.3109/13697137.2015.1020484.

Foster H, Hagan J, Brooks-Gunn J, Garcia J. Association between intergenerational violence exposure and maternal age of menopause. *Menopause*. 2022;29(3):284-292. doi: 10.1097/GME.0000000000001923.

Gold EB. The timing of the age at which natural menopause occurs. *Obstetrics and Gynecology Clinics of North America*. 2011;38(3):425-440. doi: 10.1016/j.ogc.2011.05.002.

Gottschalk MS, Eskild A, Hofvind S, Bjelland EK. The relation of number of childbirths with age at natural menopause: a population study of 310147 women in Norway. *Human Reproduction*. 2022;37(2):333-340. doi: 10.1093/humrep/deab246.

Hall JE. Endocrinology of the menopause. *Endocrinology and Metabolism Clinics of North America*. 2015;44(3):485-496. doi: 10.1016/j.ecl.2015.05.010.

Kok H, van Asselt K, van der Schouw Y, et al. Heart disease risk determines menopausal age rather than the reverse. *Journal of the American College of Cardiology*. 2006;47(10):1976-1983. doi: 10.1016/j.jacc.2005.12.066.

Langton CR, Whitcomb BW, Purdue-Smithe AC, et al. Association of oral contraceptives and tubal ligation with risk of early natural menopause. *Human Reproduction*. 2021;36(7):1989-1998. doi: 10.1093/humrep/deab054.

Li S, Ma L, Huang H, et al. Loss of muscle mass in women with premature ovarian insufficiency as compared with healthy controls. *Menopause*. 2023;30(2):122-127. doi: 10.1097/GME.0000000000002120.

Mishra GD, Pandeya N, Dobson AJ, et al. Early menarche, nulliparity and the risk for premature and early natural menopause. *Human Reproduction*. 2017;32(3):679-686. doi: 10.1093/humrep/dew350.

Newson L, Lewis R. Delayed diagnosis and treatment of menopause is wasting NHS appointments and resources. Paper presented at: the Royal College of General Practitioners Annual Conference; 2021; London.

Parente RC, Faerstein E, Celeste RK, Werneck GL. The relationship between smoking and age at the menopause: a systematic review. *Maturitas*. 2008;61:287-298. doi: 10.1016/j.maturitas.2008.09.021.

Rosendahl M, Simonsen MK, Kjer JJ. The influence of unilateral oophorectomy on the age of menopause. *Climacteric*. 2017;20(6):540-544. doi: 10.1080/13697137.2017.1369512.

Sarnowski C, Kavousi M, Isaacs S, et al. Genetic variants associated with earlier age at menopause increase the risk of cardiovascular events in women. *Menopause.* 2018;25(4):451-457.

Secoşan C, Balint O, Pirtea L, Grigoraş D, Bălulescu L, Ilina R. Surgically induced menopause: a practical review of literature. *Medicina* (Kaunas). 2019;55(8):482. doi: 10.3390/medicina55080482.

Shadyab AH, Macera CA, Shaffer RA, et al. Ages at menarche and menopause and reproductive lifespan as predictors of exceptional longevity in women: the Women's Health Initiative. *Menopause.* 2017;24(1):35-44. doi: 10.1097/GME.0000000000000710.

Shared decision-making. National Learning Consortium. December 2013. https://www.healthit.gov/sites/default/files/nlc_shared_decision_making_fact_sheet.pdf. Accessed November 2, 2023.

第 6 章

Abildgaard J, Tingstedt J, Zhao Y, et al. Increased systemic inflammation and altered distribution of T-cell subsets in postmenopausal women. *PLoS One.* 2020;15(6):e0235174. doi: 10.1371/journal.pone.0235174.

Bermingham KM, Linenberg I, Hall WL, et al. Menopause is associated with postprandial metabolism, metabolic health and lifestyle: the ZOE PREDICT study. *EBioMedicine.* 2022;85:104303. doi: 10.1016/j.ebiom.2022.104303.

Brinton RD, Yao J, Yin F, Mack WJ, Cadenas E. Perimenopause as a neurological transition state. *Nature Reviews Endocrinology.* 2015;11(7):393-405. doi: 10.1038/nrendo.2015.82.

Buckinx F, Aubertin-Leheudre M. Sarcopenia in menopausal women: current perspectives. *International Journal of Women's Health.* 2022;14:805-819. doi: 10.2147/IJWH.S340537.

Cheng CH, Chen LR, Chen KH. Osteoporosis due to hormone imbalance: an overview of the effects of estrogen deficiency and glucocorticoid overuse on bone turnover. *International Journal of Molecular Sciences.* 2022;23(3):1376. doi: 10.3390/ijms23031376.

Cui W, Zhao L. The influence of 17β-estradiol plus norethisterone acetate treatment on markers of glucose and insulin metabolism in women: a systematic review and meta-analysis of randomized controlled trials. *Frontiers in Endocrinology* (Lausanne). 2023;14:1137406. doi: 10.3389/fendo.2023.1137406.

Dam V, van der Schouw YT, Onland-Moret NC, et al. Association of menopausal characteristics and risk of coronary heart disease: a pan-European case-cohort analysis. *International Journal of Epidemiology.* 2019;48(4):1275-1285. doi:10.1093/ije/dyz016.

De Paoli M, Zakharia A, Werstuck GH. The role of estrogen in insulin resistance: a review of clinical and preclinical data. *American Journal of Pathology.* 2021;191(9):1490-1498. doi: 10.1016/j.ajpath.2021.05.011.

Geraci A, Calvani R, Ferri E, Marzetti E, Arosio B, Cesari M. Sarcopenia and menopause: the role of estradiol. *Frontiers in Endocrinology* (Lausanne). 2021;12:682012. doi: 10.3389/fendo.2021.682012.

Giannos P, Prokopidis K, Candow DG, et al. Shorter sleep duration is associated with greater visceral fat mass in US adults: findings from NHANES, 2011–2014. *Sleep Medicine.* 2023;105:78-84. doi: 10.1016/j.sleep.2023.03.013.

Gibson CJ, Shiozawa A, Epstein AJ, Han W, Mancuso S. Association between vasomotor symptom frequency and weight gain in the Study of Women's Health Across the Nation. *Menopause.* 2023;30(7):709-716. doi: 10.1097/GME.0000000000002198.

Gosset A, Pouillès JM, Trémollieres F. Menopausal hormone therapy for the management of osteoporosis. *Best Practice and Research Clinical Endocrinology and Metabolism.* 2021;35(6):101551. doi: 10.1016/j.beem.2021.101551.

Herrera AY, Mather M. Actions and interactions of estradiol and glucocorticoids in cognition and the brain: implications for aging women. *Neuroscience and Biobehavioral Reviews.* 2015;55:36-52. doi: 10.1016/j.neubiorev.2015.04.005.

Hettchen M, von Stengel S, Kohl M, et al. Changes in menopausal risk factors in early postmenopausal osteopenic women after 13 months of high-intensity exercise: the randomized controlled ACTLIFE-RCT. *Clinical Interventions in Aging.* 2021;16:83-96. doi: 10.2147/CIA.S283177.

Hou Q, Guan Y, Yu W, et al. Associations between obesity and cognitive impairment in the Chinese elderly: an observational study. *Clinical Interventions in Aging.* 2019;14:367-373. doi: 10.2147/CIA.S192050.

Juppi HK, Sipilä S, Fachada V, et al. Total and regional body adiposity increases during menopause: evidence from a follow-up study. *Aging Cell.* 2022;21(6):e13621. doi: 10.1111/acel.13621.

Katsoulis M, Benetou V, Karapetyan T, et al. Excess mortality after hip fracture in elderly persons from Europe and the USA: the CHANCES project. *Journal of Internal Medicine.* 2017;281(3):300-310. doi: 10.1111/joim.12586.

Ko S-H, Kim H-S. Menopause-associated lipid metabolic disorders and foods beneficial for postmenopausal women. *Nutrients.* 2020;12(1):202. https://doi.org/10.3390/nu12010202.

Kodoth V, Scaccia S, Aggarwal B. Adverse changes in body composition during the menopausal transition and relation to cardiovascular risk: a contemporary review. *Women's Health Reports* (New Rochelle). 2022;3(1):573-581. doi: 10.1089/whr.2021.0119.

Maki PM, Jaff NG. (2022) Brain fog in menopause: a health-care professional's guide for decision-making and counseling on cognition. *Climacteric.* 2022;25:6:570-578. doi: 10.1080/13697137.2022.2122792.

Marsh ML, Oliveira MN, Vieira-Potter VJ. Adipocyte metabolism and health after the menopause: the role of exercise. *Nutrients.* 2023;15(2):444. doi: 10.3390/nu15020444.

Mauvais-Jarvis F, Manson JE, Stevenson JC, Fonseca VA. Menopausal hormone therapy and type 2 diabetes prevention: evidence, mechanisms, and clinical implications. *Endocrine Reviews.* 2017;38(3):173-188. doi: 10.1210/er.2016-1146.

McCarthy M, Raval AP. The peri-menopause in a woman's life: a systemic inflammatory phase that enables later neurodegenerative disease. *Journal of Neuroinflammation.* 2020;17(317). doi: 10.1186/s12974-020-01998-9.

Menopause and bone loss. Endocrine Society. August 22, 2023. https://www.endocrine.org/patient-engagement/endocrine-library/menopause-and-bone-loss. Accessed November 21, 2023.

Miller AP, Chen YF, Xing D, Feng W, Oparil S. Hormone replacement therapy and inflammation: interactions in cardiovascular disease. *Hypertension.* 2003;42(4):657-663. doi: 10.1161/01.HYP.0000085560.02979.0C.

Panula J, Pihlajamäki H, Mattila VM, et al. Mortality and cause of death in hip fracture patients aged 65 or older: a population-based study. *BMC Musculoskeletal Disorders.* 2011;12:105. doi: 10.1186/1471-2474-12-105.

Papadakis GE, Hans D, Rodriguez EG, et al. Menopausal hormone therapy is associated with reduced total and visceral adiposity: the OsteoLaus cohort. *Journal of Clinical Endocrinology and Metabolism.* 2018;103(5):1948-1957. doi: 10.1210/jc.2017-02449.

Pertesi S, Coughlan G, Puthusseryppady V, Morris E, Hornberger M. Menopause, cognition and dementia: a review. *Post Reproductive Health.* 2019;25(4):200-206. doi: 10.1177/2053369119883485.

Porchia LM, Vazquez-Marroquin G, Ochoa-Précoma R, Pérez-Fuentes R, Gonzalez-Mejia ME. Probiotics' effect on visceral and subcutaneous adipose tissue: a systematic review of randomized controlled trials. *European Journal of Clinical Nutrition.* 2022;76(12):1646-1656. doi: 10.1038/s41430-022-01135-0.

Pu D, Tan R, Yu Q, Wu J. Metabolic syndrome in menopause and associated factors: a meta-analysis. *Climacteric.* 2017;20(6):583-591. doi: 10.1080/13697137.2017.1386649.

Santoro N, Randolph JF Jr. Reproductive hormones and the menopause transition. *Obstetrics and Gynecology Clinics of North America.* 2011;38(3):455-466. doi: 10.1016/j.ogc.2011.05.004.

Schelbaum E, Loughlin L, Jett S, et al. Association of reproductive history with brain MRI biomarkers of dementia risk in midlife. *Neurology.* 2021;97(23):e2328-e2339. doi: 10.1212/WNL.0000000000012941.

Shanmugan S, Epperson CN. Estrogen and the prefrontal cortex: towards a new understanding of estrogen's effects on executive functions in the menopause transition. *Human Brain Mapping.* 2014;35(3):847-865. doi: 10.1002/hbm.22218.

Williamson L. Hormones are key in brain health differences between men and women. American Heart Association. February 1, 2021. https://www.heart.org/en/news/2021/02/01/hormones-are-key-in-brain-health-differences-between-men-and-women. Accessed August 4, 2021.

Yasui T, Maegawa M, Tomita J, et al. Changes in serum cytokine concentrations during the menopausal transition. *Maturitas.* 2007;56(4):396-403. doi: 10.1016/j.maturitas.2006.11.002.

Zeydan B, Atkinson EJ, Weis DM, et al. Reproductive history and progressive multiple sclerosis risk in women. *Brain Communications.* 2020;2(2):fcaa185. doi: 10.1093/braincomms/fcaa185.

Zhang H, Ma K, Li RM. et al. Association between testosterone levels and bone mineral density in females aged 40–60 years from NHANES 2011–2016. *Science Reports.* 2022 Sep 30;12(1):16426. https://doi.org/10.1038/s41598-022-21008-7

第 7 章

American College of Obstetricians and Gynecologists. Postmenopausal estrogen therapy: route of administration and risk of venous thromboembolism. Committee Opinion No. 556. *Obstetrics and Gynecology.* 2013;121:887-890.

Bianchi VE, Bresciani E, Meanti R, Rizzi L, Omeljaniuk RJ, Torsello A. The role of androgens in women's health and wellbeing. *Pharmacological Research.* 2021;171:105758. doi: 10.1016/j.phrs.2021.105758.

Cold S, Cold F, Jensen MB, Cronin-Fenton D, Christiansen P, Ejlertsen B. Systemic or vaginal hormone therapy after early breast cancer: a Danish observational cohort study. *Journal of the National Cancer Institute.* 2022;114(10):1347-1354. doi: 10.1093/jnci/djac112.

DiSilvestro JB, Haddad J, Robison K, et al. Barriers to hormone therapy following prophylactic bilateral salpingo-oophorectomy in BRCA1/2 mutation carriers. *Menopause.* 2023;30(7):732-737. doi: 10.1097/GME.0000000000002201.

FDA takes action against compounded menopause hormone therapy drugs. Fierce Biotech, January 10, 2008. https://www.fiercebiotech.com/biotech/fda-takes-action-against-compounded-menopause-hormone-therapy-drugs. Accessed November 21, 2023.

Hamoda H, Panay N, Pedder H, Arya R, Savvas M. The British Menopause Society and Women's Health Concern 2020 recommendations on hormone replacement therapy in menopausal women. *Post Reproductive Health.* 2020;26(4):181-209. doi: 10.1177/2053369120957514.

Huber D, Seitz S, Kast K, Emons G, Ortmann O. Hormone replacement therapy in

BRCA mutation carriers and risk of ovarian, endometrial, and breast cancer: a systematic review. *Journal of Cancer Research and Clinical Oncology.* 2021;147(7):2035-2045. doi: 10.1007/s00432-021-03629-z.

North American Menopause Society. Advisory Panel. The 2022 hormone therapy position statement of the North American Menopause Society. *Menopause.* 2022;29(7):767-794. doi: 10.1097/GME.0000000000002028.

Pinkerton JV. Concerns about compounded bioidentical menopausal hormone therapy. *Cancer Journal.* 2022;28(3):241-245. doi: 10.1097/PPO.0000000000000597.

Tang J, Chen LR, Chen KH. The utilization of dehydroepiandrosterone as a sexual hormone precursor in premenopausal and postmenopausal women: an overview. *Pharmaceuticals* (Basel). 2021;15(1):46. doi: 10.3390/ph15010046.

第 8 章

Brigden ML. Clinical utility of the erythrocyte sedimentation rate. *American Family Physician.* 1999;60(5):1443-1450.

Dwyer JB, Aftab A, Radhakrishnan R, et al. Hormonal Treatments for Major Depressive Disorder: State of the Art [published correction appears in *American Journal of Psychiatry.* 2020 Jul 1;177(7):642] [published correction appears in *American Journal of Psychiatry.*2020 Oct 1;177(10):1009]. *American Journal of Psychiatry.* 2020;177(8):686-705. doi:10.1176/appi.ajp.2020.19080848.

Evron JM, Herman WH, McEwen LN. Changes in screening practices for prediabetes and diabetes since the recommendation for hemoglobin A1c testing [published correction appears in *Diabetes Care.* 2020;43(9):2323]. *Diabetes Care.* 2019;42(4):576-584. doi: 10.2337/dc17-1726.

Freeman AM, Rai M, Morando DW. Anemia screening. [Updated July 25, 2023]. In: StatPearls [Internet]. Treasure Island, FL: StatPearls Publishing; 2023. https://www.ncbi.nlm.nih.gov/books/NBK499905/. Accessed November 21, 2023.

Gervais NJ, Au A, Almey A, Duchesne A, Gravelsins L, Brown A, Reuben R, Baker-Sullivan E, Schwartz DH, Evans K, Bernardini MQ, Eisen A, Meschino WS, Foulkes WD, Hampson E, Einstein G. Cognitive markers of dementia risk in middle-aged women with bilateral salpingo-oophorectomy prior to menopause. *Neurobiol Aging.* 2020 Oct;94:1-6. doi: 10.1016/j.neurobiolaging.2020.04.019. Epub 2020 Apr 29. PMID: 32497876.

Greene JG. Constructing a standard climacteric scale. *Maturitas.* 1998;29(1):25-31. doi: 10.1016/s0378-5122(98)00025-5.

Greene JG. A factor analytic study of climacteric symptoms. *Journal of Psychosomatic Research.* 1976;20:425-430.

Heaney RP. Vitamin D in health and disease. *Clinical Journal of the American Society of Nephrology.* 2008;3(5):1535-41. doi: 10.2215/CJN.01160308.

Mauvais-Jarvis F, Manson JE, Stevenson JC, Fonseca VA. Menopausal hormone therapy and type 2 diabetes prevention: evidence, mechanisms, and clinical implications. *Endocr Rev.* 2017 Jun 1;38(3):173-188. https://doi.org/10.1210/er.2016-1146.

Maxfield L, Shukla S, Crane JS. Zinc deficiency. [Updated June 28, 2023]. In: StatPearls [Internet]. Treasure Island, FL: StatPearls Publishing; 2023. https://www.ncbi.nlm.nih.gov/books/NBK493231/. Accessed November 21, 2023.

Mei Y, Williams JS, Webb EK, Shea AK, MacDonald MJ, Al-Khazraji BK. Roles of hormone replacement therapy and menopause on osteoarthritis and cardiovascular disease outcomes: a narrative review. *Front Rehabil Sci.* 2022 Mar 28;3:825147. doi: 10.3389/fresc.2022.825147. PMID: 36189062; PMCID: PMC9397736.

Onambélé-Pearson GL, Tomlinson DJ, Morse CI, Degens H. A prolonged hiatus in postmenopausal HRT, does not nullify the therapy's positive impact on ageing related sarcopenia. *PLoS One.* 2021 May 5;16(5):e0250813. doi: 10.1371/journal.pone.0250813. PMID: 33951065; PMCID: PMC8099084.

Parva NR, Tadepalli S, Singh P, et al. Prevalence of vitamin D deficiency and associated risk factors in the US population (2011–2012). *Cureus.* 2018;10(6):e2741. doi: 10.7759/cureus.2741.

Prasad M, Sara J, Widmer RJ, Lennon R, Lerman LO, Lerman A. Triglyceride and triglyceride/ HDL (high density lipoprotein) ratio predict major adverse cardiovascular outcomes in women with non-obstructive coronary artery disease. *Journal of the American Heart Association.* 2019;8(9):e009442. doi: 10.1161/JAHA.118.009442.

Ridker PM. High-sensitivity C-reactive protein and cardiovascular risk: rationale for screening and primary prevention. *American Journal of Cardiology.* 2003;92(4B):17K-22K. doi: 10.1016/s0002-9149(03)00774-4.

Schwalfenberg GK, Genuis SJ. The importance of magnesium in clinical healthcare. *Scientifica* (Cairo). 2017;2017:4179326. doi: 10.1155/2017/4179326.

Watson J, Round A, Hamilton W. Raised inflammatory markers. *BMJ.* 2012;344:e454. doi: 10.1136/bmj.e454.

第 9 章

Cowan S, Dordevic A, Sinclair AJ, Truby H, Sood S, Gibson S. Investigating the efficacy and feasibility of using a whole-of-diet approach to lower circulating levels of C-reactive protein in postmenopausal women: a mixed methods pilot study. *Menopause.* 2023;30(7):738-749. doi: 10.1097/GME.0000000000002188.

Hao S, Tan S, Li J, et al. Dietary and exercise interventions for perimenopausal women: a health status impact study. *Frontiers in Nutrition.* 2022;8:752500. doi: 10.3389/fnut.2021.752500.

Hao S, Tan S, Li J, et al. The effect of diet and exercise on climacteric symptomatology. *Asia Pacific Journal of Clinical Nutrition*. 2022;31(3):362-370. doi: 10.6133/apjcn.202209_31(3).0004.

Mishra N, Mishra VN, Devanshi. Exercise beyond menopause: dos and don'ts. *Journal of Midlife Health*. 2011;2(2):51-56. doi: 10.4103/0976-7800.92524.

Olson EJ. Can lack of sleep make you sick? Mayo Clinic, November 28, 2018. https://www.mayoclinic.org/diseases-conditions/insomnia/expert-answers/lack-of-sleep/faq-20057757. Accessed November 21, 2023.

第 10 章

Abe RAM, Masroor A, Khorochkov A, et al. The role of vitamins in non-alcoholic fatty liver disease: a systematic review. *Cureus*. 2021;13(8):e16855. doi: 10.7759/cureus.16855.

Abildgaard J, Ploug T, Al-Saoudi E, et al. Changes in abdominal subcutaneous adipose tissue phenotype following menopause is associated with increased visceral fat mass. *Scientific Reports*. 2021;11:14750. https://doi.org/10.1038/s41598-021-94189-2.

Agostini D, Zeppa Donati S, Lucertini F, et al. Muscle and bone health in postmenopausal women: role of protein and vitamin D supplementation combined with exercise training. *Nutrients*. 2018;10(8):1103. doi: 10.3390/nu10081103.

Alcohol and the immune system: what you should know. Gateway Foundation, December 16, 2022. https://www.gatewayfoundation.org/addiction-blog/alcohol-immune-system/. Accessed September 8, 2023.

Angum F, Khan T, Kaler J, Siddiqui L, Hussain A. The prevalence of autoimmune disorders in women: a narrative review. *Cureus*. 2020;12(5):e8094. doi: 10.7759/cureus.8094.

Arab A, Rafie N, Amani R, Shirani F. The role of magnesium in sleep health: a systematic review of available literature. *Biological Trace Element Research*. 2023;201(1):121-128. doi: 10.1007/s12011-022-03162-1.

Baan EJ, de Roos EW, Engelkes M, et al. Characterization of asthma by age of onset: a multi-database cohort study. *Journal of Allergy and Clinical Immunology in Practice*. 2022;10(7):1825-1834.e8. doi: 10.1016/j.jaip.2022.03.019.

Baker FC, Lampio L, Saaresranta T, Polo-Kantola P. Sleep and sleep disorders in the menopausal transition. *Sleep Medicine Clinics*. 2018;13(3):443-456. doi: 10.1016/j.jsmc.2018.04.011.

Barnard ND, Kahleova H, Holtz DN, et al. A dietary intervention for vasomotor symptoms of menopause: a randomized, controlled trial. *Menopause*. 2023;30(1):80-87. doi: 10.1097/GME.0000000000002080.

Behrman S, Crockett C. Severe mental illness and the perimenopause. BJPsych Bulletin. 2023:1-7. doi:10.1192/bjb.2023.89.

Beaumont M, Goodrich JK, Jackson MA, et al. Heritable components of the human fecal microbiome are associated with visceral fat. *Genome Biology*. 2016;17(1):189. doi: 10.1186/s13059-016-1052-7.

Boneva RS, Lin J-MS, Unger ER. Early menopause and other gynecologic risk indicators for chronic fatigue syndrome in women. *Menopause*. 2015;22(8):826-834. doi: 10.1097/GME.0000000000000411.

Boneva RS, Maloney EM, Lin JM, et al. Gynecological history in chronic fatigue syndrome: a population-based case-control study. *Journal of Women's Health (Larchmont)*. 2011;20(1):21-28. doi: 10.1089/jwh.2009.1900.

Calvani R, Picca A, Coelho-Júnior HJ, Tosato M, Marzetti E, Landi F. Diet for the prevention and management of sarcopenia. *Metabolism*. 2023;146:155637. doi: 10.1016/j.metabol.2023.155637.

Carpenter JS, Sheng Y, Pike C, et al. Correlates of palpitations during menopause: a scoping review. *Women's Health* (London). 2022;18:17455057221112267. doi: 10.1177/17455057221112267.

Chacko SA, Song Y, Manson JE, et al. Serum 25-hydroxyvitamin D concentrations in relation to cardiometabolic risk factors and metabolic syndrome in postmenopausal women. *American Journal of Clinical Nutrition*. 2011;94(1):209-217. doi: 10.3945/ajcn.110.010272.

Chen C, Gong X, Yang X, et al. The roles of estrogen and estrogen receptors in gastrointestinal disease. *Oncology Letters*. 2019;18(6):5673-5680. doi: 10.3892/ol.2019.10983.

Chen HC, Chung CH, Chen VCF, Wang YC, Chien WC. Hormone replacement therapy decreases the risk of tinnitus in menopausal women: a nationwide study. *Oncotarget*. 2018;9(28):19807-19816. doi: 10.18632/oncotarget.24452.

Chen Y, Zhang Y, Zhao G, et al. Difference in leukocyte composition between women before and after menopausal age, and distinct sexual dimorphism. *PLoS One*. 2016;11(9):e0162953. doi: 10.1371/journal.pone.0162953.

Chessa MA, Iorizzo M, Richert B, et al. Pathogenesis, clinical signs and treatment recommendations in brittle nails: a review [published correction appears in *Dermatology and Therapy* (Heidelberg). 2020;10(1):231-232]. *Dermatology and Therapy* (Heidelberg). 2020;10(1):15-27. doi: 10.1007/s13555-019-00338-x.

Chilibeck PD, Candow DG, Landeryou T, Kaviani M, Paus-Jenssen L. Effects of creatine and resistance training on bone health in postmenopausal women. *Medicine and Science in Sports and Exercise*. 2015;47(8):1587-1595. doi: 10.1249/MSS.0000000000000571.

Chimenos-Kustner E, Marques-Soares MS. Burning mouth and saliva. *Medicina Oral*. 2002;7(4):244-253. PMID: 12134125.

Cicero AFG, Colletti A, Bellentani S. Nutraceutical approach to non-alcoholic fatty liver disease (NAFLD): the available clinical evidence. *Nutrients.* 2018;10(9):1153. doi: 10.3390/nu10091153.

Davis SR. Androgen therapy in women, beyond libido. *Climacteric.* 2013;16 Suppl 1:18-24. doi:10.3109/13697137.2013.801736.

da Costa Hime LFC, Carvalho Lopes CM, Roa CL, et al. Is there a beneficial effect of gamma-linolenic acid supplementation on body fat in postmenopausal hypertensive women? a prospective randomized double-blind placebo-controlled trial. *Menopause.* 2021;28(6):699-705. doi: 10.1097/GME.0000000000001740.

Decandia D, Landolfo E, Sacchetti S, Gelfo F, Petrosini L, Cutuli D. 2022. n-3 PUFA improve emotion and cognition during menopause: a systematic review. *Nutrients.* 2022;14(9):1982. doi: 10.3390/nu14091982.

Deecher DC, Dorries K. Understanding the pathophysiology of vasomotor symptoms (hot flushes and night sweats) that occur in perimenopause, menopause, and postmenopause life stages. *Archives of Women's Mental Health.* 2007;10(6):247-257. doi: 10.1007/s00737-007-0209-5.

de Koning L, Merchant AT, Pogue J, Anand SS. Waist circumference and waist-to-hip ratio as predictors of cardiovascular events: meta-regression analysis of prospective studies. *European Heart Journal.* 2007;28(7):850-856. doi: 10.1093/eurheartj/ehm026.

Desai MK, Brinton RD. Autoimmune disease in women: endocrine transition and risk across the lifespan. *Frontiers in Endocrinology* (Lausanne). 2019;10:265. doi: 10.3389/fendo.2019.00265.

DiStefano JK. NAFLD and NASH in postmenopausal women: implications for diagnosis and treatment. *Endocrinology.* 2020;161(10):bqaa134. doi: 10.1210/endocr/bqaa134.

Doshi SB, Agarwal A. The role of oxidative stress in menopause. *Journal of Midlife Health.* 2013;4(3):140-146. doi: 10.4103/0976-7800.118990.

Dutt P, Chaudhary S, Kumar P. Oral health and menopause: a comprehensive review on current knowledge and associated dental management. *Annals of Medical and Health Science Research.* 2013;3(3):320-323. http://www.ncbi.nlm.nih.gov/pmc/articles/pmc3793432/.

Elffers TW, de Mutsert R, Lamb HJ, et al. Body fat distribution, in particular visceral fat, is associated with cardiometabolic risk factors in obese women. *PLoS One.* 2017;12(9):e0185403. doi: 10.1371/journal.pone.0185403.

Epstein JB, Marcoe JH. Topical application of capsaicin for treatment of oral neuropathic pain and trigeminal neuralgia. *Oral Surgery, Oral Medicine, Oral Pathology, and Oral Radiology.* 1994;77(2):135-140. doi: 10.1016/0030-4220(94)90275-5.

Florentino GS, Cotrim HP, Vilar CP, Florentino AV, Guimarães GM, Barreto VS.

Nonalcoholic fatty liver disease in menopausal women. *Arquivos de Gastroenterologia*. 2013;50(3):180-185. doi: 10.1590/S0004-28032013000200032.

Fong C, Alesi S, Mousa A, et al. Efficacy and safety of nutrient supplements for glycaemic control and insulin resistance in type 2 diabetes: an umbrella review and hierarchical evidence synthesis. *Nutrients*. 2022;14(11):2295. doi: 10.3390/nu14112295.

Forabosco A, Criscuolo M, Coukos G, et al. Efficacy of hormone replacement therapy in postmenopausal women with oral discomfort. *Oral Surgery, Oral Medicine, Oral Pathology, and Oral Radiology*. 1992;73(5):570-574. doi: 10.1016/0030-4220(92)90100-5.

Galhardo APM, Mukai MK, Baracat MCP, et al. Does temporomandibular disorder correlate with menopausal symptoms? *Menopause*. 2022;29(6):728-733. doi: 10.1097/GME.0000000000001962.

Gava G, Orsili I, Alvisi S, Mancini I, Seracchioli R, Meriggiola MC. Cognition, mood and sleep in menopausal transition: the role of menopause hormone therapy. *Medicina* (Kaunas). 2019;55(10):668. doi: 10.3390/medicina55100668.

Geller SE, Studee L. Botanical and dietary supplements for mood and anxiety in menopausal women. *Menopause*. 2007;14(3 Pt 1):541-549. doi: 10.1097/01.gme.0000236934.43701.c5.

Gibson CJ, Shiozawa A, Epstein AJ, Han W, Mancuso S. Association between vasomotor symptom frequency and weight gain in the Study of Women's Health Across the Nation. *Menopause*. 2023;30(7):709-716. doi: 10.1097/GME.0000000000002198.

Gregersen I, Høibraaten E, Holven KB, et al. Effect of hormone replacement therapy on atherogenic lipid profile in postmenopausal women. *Thrombosis Research*. 2019;184:1-7. doi: 10.1016/j.thromres.2019.10.005.

Gremeau-Richard C, Woda A, Navez ML, et al. Topical clonazepam in stomatodynia: a randomised placebo-controlled study. *Pain*. 2004;108(1-2):51-57. doi: 10.1016/j.pain.2003.12.002.

Gualano B, Macedo AR, Alves CR, et al. Creatine supplementation and resistance training in vulnerable older women: a randomized double-blind placebo-controlled clinical trial. *Experimental Gerontology*. 2014;53:7-15. doi: 10.1016/j.exger.2014.02.003.

Hansen ESH, Aasbjerg K, Moeller AL, Gade EJ, Torp-Pedersen C, Backer V. Hormone replacement therapy and development of new asthma. *Chest*. 2021;160(1):45-52. doi: 10.1016/j.chest.2021.01.054.

Hatzichristou D, Kirana PS, Banner L, et al. Diagnosing sexual dysfunction in men and women: sexual history taking and the role of symptom scales and questionnaires. *Journal of Sexual Medicine*. 2016;13(8):1166-1182.

Hatzichristou D, Rosen RC, Broderick G, et al. Clinical evaluation and management strategy for sexual dysfunction in men and women. *Journal of Sexual Medicine*. 2004;1(1):49-57.

Heckmann SM, Kirchner E, Grushka M, Wichmann MG, Hummel T. A double-blind study on clonazepam in patients with burning mouth syndrome. *Laryngoscope*. 2012;122(4):813-816. doi: 10.1002/lary.22490.

Herrera AY, Hodis HN, Mack WJ, Mather M. Estradiol therapy after menopause mitigates effects of stress on cortisol and working memory. *Journal of Clinical Endocrinology and Metabolism*. 2017;102(12):4457-4466. doi: 10.1210/jc.2017-00825.

Herrera AY, Mather M. Actions and interactions of estradiol and glucocorticoids in cognition and the brain: implications for aging women. *Neuroscience and Biobehavioral Reviews*. 2015;55:36-52. doi: 10.1016/j.neubiorev.2015.04.005.

Hunter GR, Singh H, Carter SJ, Bryan DR, Fisher G. Sarcopenia and its implications for metabolic health. *Journal of Obesity*. 2019;2019:8031705. doi: 10.1155/2019/8031705.

Hyon JY, Han SB. Dry eye disease and vitamins: a narrative literature review. *Applied Sciences*. 2022;12(9):4567. doi: 10.3390/app12094567.

Illescas-Montes R, Melguizo-Rodríguez L, Ruiz C, Costela-Ruiz VJ. Vitamin D and autoimmune diseases. *Life Sciences*. 2019;233:116744. doi: 10.1016/j.lfs.2019.116744.

Institute of Medicine (US) and National Research Council (US) Committee on the Framework for Evaluating the Safety of Dietary Supplements. *Dietary Supplements: A Framework for Evaluating Safety*. Washington, DC: National Academies Press (US); 2005. Appendix K, Prototype Focused Monograph: Review of Antiandrogenic Risks of Saw Palmetto Ingestion by Women. https://www.ncbi.nlm.nih.gov/books/NBK216069/. Accessed November 21, 2023.

Janssen I, Powell LH, Kazlauskaite R, Dugan SA. Testosterone and visceral fat in midlife women: the Study of Women's Health Across the Nation (SWAN) fat patterning study. *Obesity* (Silver Spring). 2010;18(3):604-610. doi: 10.1038/oby.2009.251.

Jaroenlapnopparat A, Charoenngam N, Ponvilawan B, Mariano M, Thongpiya J, Yingchoncharoen P. Menopause is associated with increased prevalence of nonalcoholic fatty liver disease: a systematic review and meta-analysis. *Menopause*. 2023;30(3):348-354. doi: 10.1097/GME.0000000000002133.

Jeong SH. Benign paroxysmal positional vertigo risk factors unique to perimenopausal women. *Frontiers in Neurology*. 2020;11:589605. doi: 10.3389/fneur.2020.589605.

Jett S, Malviya N, Schelbaum E, et al. Endogenous and exogenous estrogen exposures: how women's reproductive health can drive brain aging and inform Alzheimer's prevention. *Frontiers in Aging Neuroscience.* 2022;14:831807. doi: 10.3389/fnagi.2022.831807.

Kendall AC, Pilkington SM, Wray JR, et al. Menopause induces changes to the stratum corneum ceramide profile, which are prevented by hormone replacement therapy. *Science Reports.* 2022;12:21715. doi: 10.1038/s41598-022-26095-0.

Kendrick M. Should women be offered cholesterol lowering drugs to prevent cardiovascular disease? No. *BMJ.* 2007;334(7601):983. doi: 10.1136/bmj.39202.397488.AD.

Khadilkar SS. Musculoskeletal disorders and menopause. *Journal of Obstetrics and Gynaecology of India.* 2019;69(2):99-103. doi: 10.1007/s13224-019-01213-7.

Khunger N, Mehrotra K. Menopausal acne: challenges and solutions. *International Journal of Women's Health.* 2019;11:555-567. doi: 10.2147/IJWH.S174292.

Kim MS, Choi YJ, Lee YH. Visceral fat measured by computed tomography and the risk of breast cancer. *Translational Cancer Research.* 2019;8(5):1939-1949. doi: 10.21037/tcr.2019.09.16.

Kim SE, Min JS, Lee S, et al. Different effects of menopausal hormone therapy on non-alcoholic fatty liver disease based on the route of estrogen administration. *Science Reports.* 2023;13:15461. https://doi.org/10.1038/s41598-023-42788-6.

Kingsberg SA, Faubion SS. Clinical management of hypoactive sexual desire disorder in postmenopausal women. *Menopause.* 2022;29(9):1083-1085. doi: 10.1097/GME.0000000000002049.

Klempel MC, Kroeger CM, Bhutani S, Trepanowski JF, Varady KA. Intermittent fasting combined with calorie restriction is effective for weight loss and cardioprotection in obese women. *Nutrition Journal.* 2012;11:98. doi: 10.1186/1475-2891-11-98.

Ko J, Park YM. Menopause and the loss of skeletal muscle mass in women. *Iranian Journal of Public Health.* 2021;50(2):413-414. doi: 10.18502/ijph.v50i2.5362.

Kodoth V, Scaccia S, Aggarwal B. Adverse changes in body composition during the menopausal transition and relation to cardiovascular risk: a contemporary review. *Women's Health Reports* (New Rochelle). 2022;3(1):573-581. doi: 10.1089/whr.2021.0119.

Koppen LM, Whitaker A, Rosene A, Beckett RD. Efficacy of berberine alone and in combination for the treatment of hyperlipidemia: a systematic review. *Journal of Evidence Based Complementary Alternative Medicine.* 2017;22(4):956-968. doi: 10.1177/2156587216687695.

Kroenke CH, Caan BJ, Stefanick ML, et al. Effects of a dietary intervention and weight change on vasomotor symptoms in the Women's Health Initiative. *Menopause.* 2012;19(9):980-988. doi: 10.1097/gme.0b013e31824f606e.

Krüger M, Obst A, Ittermann T, et al. Menopause is associated with obstructive sleep apnea in a population-based sample from Mecklenburg-Western Pomerania, Germany. *Journal of Clinical Medicine*. 2023;12(6):2101. doi: 10.3390/jcm12062101.

Lakhan SE, Vieira KF. Nutritional therapies for mental disorders. *Nutrition Journal*. 2008;7:2. doi: 10.1186/1475-2891-7-2.

Lambeau KV, McRorie JW Jr. Fiber supplements and clinically proven health benefits: how to recognize and recommend an effective fiber therapy. *Journal of the American Association of Nurse Practitioners*. 2017;29(4):216-223. doi: 10.1002/2327-6924.12447.

Leon-Ferre RA, Novotny P, Faubion SS, et al. A randomized, double-blind, placebo-controlled trial of oxybutynin for hot flashes: ACCRU study SC-1603. Paper presented at: the 2018 San Antonio Breast Cancer Symposium; San Antonio, TX; December 7, 2018. Abstract GS6-02.

Lephart ED, Naftolin F. Menopause and the skin: old favorites and new innovations in cosmeceuticals for estrogen-deficient skin. *Dermatology and Therapy* (Heidelberg). 2021;11(1):53-69. doi: 10.1007/s13555-020-00468-7.

Leslie MA, Cohen DJA, Liddle DM, et al. A review of the effect of omega-3 polyunsaturated fatty acids on blood triacylglycerol levels in normolipidemic and borderline hyperlipidemic individuals. *Lipids in Health and Disease*. 2015;14:53. doi: 10.1186/s12944-015-0049-7.

Lim S, Moon JH, Shin CM, Jeong D, Kim B. Effect of *Lactobacillus sakei*, a probiotic derived from kimchi, on body fat in Koreans with obesity: a randomized controlled study. *Endocrinology and Metabolism* (Seoul). 2020;35(2):425-434. doi: 10.3803/EnM.2020.35.2.425.

Lin CM, Davidson TM, Ancoli-Israel S. Gender differences in obstructive sleep apnea and treatment implications. *Sleep Medicine Reviews*. 2008;12(6):481-496. doi: 10.1016/j.smrv.2007.11.003.

Liu Y, Alookaran JJ, Rhoads JM. Probiotics in autoimmune and inflammatory disorders. *Nutrients*. 2018;10(10):1537. doi: 10.3390/nu10101537.

Lu CB, Liu PF, Zhou YS, et al. Musculoskeletal pain during the menopausal transition: a systematic review and meta-analysis. *Neural Plasticity*. 2020;2020:8842110. doi: 10.1155/2020/8842110.

Lufkin EG, Wahner HW, O'Fallon WM, et al. Treatment of postmenopausal osteoporosis with transdermal estrogen. *Annals of Internal Medicine*. 1992;117(1):1-9. doi: 10.7326/0003-4819-117-1-1.

Maki PM, Jaff NG. (2022) Brain fog in menopause: a health-care professional's guide for decision-making and counseling on cognition. *Climacteric*. 2022;25(6):570-578. doi: 10.1080/13697137.2022.2122792.

Maki PM, Rubin LH, Savarese A, et al. Stellate ganglion blockade and verbal memory in midlife women: evidence from a randomized trial. *Maturitas*. 2016;92:123-129. doi: 10.1016/j.maturitas.2016.07.009.

Mannucci C, Casciaro M, Sorbara EE, et al. Nutraceuticals against oxidative stress in autoimmune disorders. *Antioxidants* (Basel). 2021;10(2):261. doi: 10.3390/antiox10020261.

Manson JE, Chlebowski RT, Stefanick ML, et al. Menopausal hormone therapy and health outcomes during the intervention and extended poststopping phases of the Women's Health Initiative randomized trials. *JAMA*. 2013;310(13):1353-1368. doi: 10.1001/jama.2013.278040.

Mao T, Huang F, Zhu X, Wei D, Chen L. (2021). Effects of dietary fiber on glycemic control and insulin sensitivity in patients with type 2 diabetes: a systematic review and meta-analysis. *Journal of Functional Foods*. 2021;82:104500. doi: 10.1016/j.jff.2021.104500.

Mitchell ES, Woods NF. Pain symptoms during the menopausal transition and early postmenopause. *Climacteric*. 2010;13(5):467-478. doi: 10.3109/13697137.2010.483025.

Momin ES, Khan AA, Kashyap T, et al. The effects of probiotics on cholesterol levels in patients with metabolic syndrome: a systematic review. *Cureus*. 2023;15(4):e37567. doi: 10.7759/cureus.37567.

Morozov S, Isakov V, Konovalova M. Fiber-enriched diet helps to control symptoms and improves esophageal motility in patients with non-erosive gastroesophageal reflux disease. *World Journal of Gastroenterology*. 2018;24(21):2291-2299. doi: 10.3748/wjg.v24.i21.2291.

Mosconi L, Berti V, Dyke J, et al. Menopause impacts human brain structure, connectivity, energy metabolism, and amyloid-beta deposition. *Science Reports*. 2021;11:10867. doi: 10.1038/s41598-021-90084-y.

Nie G, Yang X, Wang Y, et al. The effects of menopause hormone therapy on lipid profile in postmenopausal women: a systematic review and meta-analysis. *Frontiers in Pharmacology*. 2022;13:850815. doi: 10.3389/fphar.2022.850815.

North American Menopause Society. Management of osteoporosis in postmenopausal women: the 2021 position statement of the North American Menopause Society. *Menopause*. 2021;28(9):973-997. doi: 10.1097/GME.0000000000001831.

North American Menopause Society. Advisory Panel. The 2023 nonhormone therapy position statement of the North American Menopause Society. *Menopause*. 2023;30(6):573-590. doi: 10.1097/GME.0000000000002200.

Ogun OA, Büki B, Cohn ES, Janky KL, Lundberg YW. Menopause and benign paroxysmal positional vertigo. *Menopause*. 2014;21(8):886-889. doi: 10.1097/GME.0000000000000190.

Papadakis GE, Hans D, Gonzalez Rodriguez E, et al. Menopausal hormone therapy is associated with reduced total and visceral adiposity: the OsteoLaus cohort. *Journal of Clinical Endocrinology and Metabolism.* 2018;103(5):1948-1957. doi: 10.1210/jc.2017-02449.

Parish SJ, Kling JM. Testosterone use for hypoactive sexual desire disorder in postmenopausal women. *Menopause.* 2023;30(7):781-783. doi: 10.1097/GME.0000000000002190.

Park Y, Sinn DH, Kim K, et al. Associations of physical activity domains and muscle strength exercise with non-alcoholic fatty liver disease: a nation-wide cohort study. *Science Reports.* 2023;13:4724. doi: 10.1038/s41598-023-31686-6.

Pasiakos SM, Lieberman HR, Fulgoni VL 3rd. Higher-protein diets are associated with higher HDL cholesterol and lower BMI and waist circumference in US adults. *Journal of Nutrition.* 2015;145(3):605-614. doi: 10.3945/jn.114.205203.

Peters BA, Lin J, Qi Q, et al. Menopause is associated with an altered gut microbiome and estrobolome, with implications for adverse cardiometabolic risk in the Hispanic Community Health Study/Study of Latinos. *mSystems.* 2022;7(3):e0027322. doi: 10.1128/msystems.00273-22.

Peters BA, Santoro N, Kaplan RC, Qi Q. Spotlight on the gut microbiome in menopause: current insights. *International Journal of Women's Health.* 2022;14:1059-1072. doi: 10.2147/IJWH.S340491.

Proksch E, Schunck M, Zague V, Segger D, Degwert J, Oesser S. Oral intake of specific bioactive collagen peptides reduces skin wrinkles and increases dermal matrix synthesis. *Skin Pharmacology and Physiology.* 2014;27(3):113-119. doi: 10.1159/000355523.

Robinson JL, Johnson PM, Kister K, Yin MT, Chen J, Wadhwa S. Estrogen signaling impacts temporomandibular joint and periodontal disease pathology. *Odontology.* 2020;108(2):153-165. doi: 10.1007/s10266-019-00439-1.

Sanchez M, Darimont C, Drapeau V, et al. Effect of *Lactobacillus rhamnosus* CGMCC1.3724 supplementation on weight loss and maintenance in obese men and women. *British Journal of Nutrition.* 2014;111(8):1507-1519. doi: 10.1017/S0007114513003875.

Sardella A, Lodi G, Demarosi F, Tarozzi M, Canegallo L, Carrassi A. *Hypericum perforatum* extract in burning mouth syndrome: a randomized placebo-controlled study. *Journal of Oral Pathology and Medicine.* 2008;37(7):395-401. doi: 10.1111/j.1600-0714.2008.00663.x.

Shah SA, Tibble H, Pillinger R, et al. Hormone replacement therapy and asthma onset in menopausal women: national cohort study. *Journal of Allergy and Clinical Immunology.* 2021;147(5):1662-1670. doi: 10.1016/j.jaci.2020.11.024.

Sheng Y, Carpenter JS, Elomba CD, et al. Effect of menopausal symptom treatment options on palpitations: a systematic review. *Climacteric.* 2022;25(2):128-140. doi: 10.1080/13697137.2021.1948006.

Sheng Y, Carpenter JS, Elomba CD, et al. Review of menopausal palpitations measures. *Women's Midlife Health*. 2021;7(1):5. doi: 10.1186/s40695-021-00063-6.

Shibli F, El Mokahal A, Saleh S, Fass R. Menopause is an important risk factor for GERD and its complications in women. *American Journal of Gastroenterology*. 2021;116:S168-S169. doi: 10.14309/01.ajg.0000774008.23848.49.

Shulman LP. Transdermal hormone therapy and bone health. *Clinical Interventions in Aging*. 2008;3(1):51-54. doi: 10.2147/cia.s937.

Siddle N, Sarrel P, Whitehead M. The effect of hysterectomy on the age at ovarian failure: identification of a subgroup of women with premature loss of ovarian function and literature review. *Fertility and Sterility*. 1987;47(1):94-100. doi: 10.1016/s0015-0282(16)49942-5.

Silva TR, Spritzer PM. Skeletal muscle mass is associated with higher dietary protein intake and lower body fat in postmenopausal women: a cross-sectional study. *Menopause*. 2017;24(5):502-509. doi: 10.1097/GME.0000000000000793.

Singh A, Asif N, Singh PN, Hossain MM. Motor nerve conduction velocity in postmenopausal women with peripheral neuropathy. *Journal of Clinical and Diagnostic Research*. 2016;10(12):CC13-CC16. doi: 10.7860/JCDR/2016/23433.9004.

Stevenson J, Medical Advisory Council of the British Menopause Society. Prevention and treatment of osteoporosis in women. *Post Reproductive Health*. 2023;29(1):11-14. doi: 10.1177/20533691221139902.

Studd J. Ten reasons to be happy about hormone replacement therapy: a guide for patients. *Menopause International*. 2010;16(1):44-46. doi: 10.1258/mi.2010.010001.

Tarhuni M, Fotso MN, Gonzalez NA, et al. Estrogen's tissue-specific regulation of the SLC26A6 anion transporter reveal a phenotype of kidney stone disease in estrogen-deficient females: a systematic review. *Cureus*. 2023;15(9):e45839. doi: 10.7759/cureus.45839.

Taylor-Swanson L, Wong AE, Pincus D, et al. The dynamics of stress and fatigue across menopause: attractors, coupling, and resilience. *Menopause*. 2018;25(4):380-390. doi: 10.1097/GME.0000000000001025.

Thaung Zaw JJ, Howe PRC, Wong RHX. Long-term resveratrol supplementation improves pain perception, menopausal symptoms, and overall well-being in postmenopausal women: findings from a 24-month randomized, controlled, crossover trial. *Menopause*. 2020;28(1):40-49. doi: 10.1097/GME.0000000000001643.

Tijerina A, Barrera Y, Solis-Pérez E, et al. Nutritional risk factors associated with vasomotor symptoms in women aged 40-65 years. *Nutrients*. 2022;14(13):2587. doi: 10.3390/nu14132587.

Triebner K, Johannessen A, Puggini L, et al. Menopause as a predictor of new-onset asthma: a longitudinal northern European population study. *Journal of Al-

lergy and Clinical Immunology. 2016;137(1):50-57.e6. doi: 10.1016/j.jaci.2015.08
.019.

Turek J, Gąsior Ł. Estrogen fluctuations during the menopausal transition are a risk factor for depressive disorders. *Pharmacology Reports*. 2023;75:32-43. https://doi.org/10.1007/s43440-022-00444-2.

Volpe A, Lucenti V, Forabosco A, et al. Oral discomfort and hormone replacement therapy in the post-menopause. *Maturitas*. 1991;13(1):1-5. doi: 10.1016/0378-5122(91)90279-y.

Wardrop RW, Hailes J, Burger H, Reade PC. Oral discomfort at menopause. *Oral Surgery, Oral Medicine, Oral Pathology, and Oral Radiology*. 1989;67(5):535-40. doi: 10.1016/0030-4220(89)90269-7.

Waxman J, Zatzkis SM. (1986) Fibromyalgia and menopause. *Postgraduate Medicine*. 1986;80(4):165-171. doi: 10.1080/00325481.1986.11699544.

Wesström J, Ulfberg J, Nilsson S. Sleep apnea and hormone replacement therapy: a pilot study and a literature review. *Acta Obstetricia et Gynecologica Scandinavica*. 2005;84(1):54-57. doi: 10.1111/j.0001-6349.2005.00575.x.

Whalley LJ, Starr JM, Deary IJ. Diet and dementia. *Journal of the British Menopause Society*. 2004;10(3):113-117. doi: 10.1258/1362180043654575.

Wong RHX, Evans HM, Howe PRC. Resveratrol supplementation reduces pain experience by postmenopausal women. *Menopause*. 2017;24(8):916-922. doi: 10.1097/GME.0000000000000861.

Yan H, Yang W, Zhou F, et al. Estrogen improves insulin sensitivity and suppresses gluconeogenesis via the transcription factor Foxo1. *Diabetes*. 2019;68(2):291-304. doi: 10.2337/db18-0638.

Yoo SZ, No MH, Heo JW, et al. Role of exercise in age-related sarcopenia. *Journal of Exercise Rehabilitation*. 2018;14(4):551-558. doi: 10.12965/jer.1836268.134.

Zdzieblik D, Oesser S, König D. Specific bioactive collagen peptides in osteopenia and osteoporosis: long-term observation in postmenopausal women. *Journal of Bone Metabolism*. 2021;28(3):207-213. doi: 10.11005/jbm.2021.28.3.207.

Zhang S, Hu J, Fan W, et al. Aberrant cerebral activity in early postmenopausal women: a resting-state functional magnetic resonance imaging study. *Frontiers in Cellular Neuroscience*. 2018;12:454. doi: 10.3389/fncel.2018.00454.

Zhu D, Chung HF, Dobson AJ, et al. Vasomotor menopausal symptoms and risk of cardiovascular disease: a pooled analysis of six prospective studies. *American Journal of Obstetrics and Gynecology*. 2020;223(6):898.e1-898.e16. doi: 10.1016/j.ajog.2020.06.039.